難病法施行後の難病患者等ホームヘルパー養成研修テキスト

HOME HELPER TRAINING TEXT

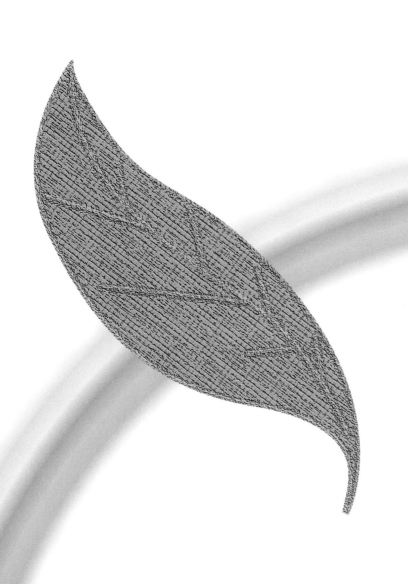

〈編著〉
独立行政法人国立病院機構
箱根病院 神経筋・難病医療センター
小森哲夫

公益財団法人 東京都医学総合研究所
原口道子

株式会社 社会保険出版社

はじめに

　難病の患者の医療等に関する法律（難病法）の施行を受け、難病患者に関わるホームヘルパー（難病ホームヘルパー）の役割も整理されつつあります。そこで、この度「難病ホームヘルパー研修テキスト」を全面的に見直し、一から作り直すことにいたしました。新版に際し、身体機能の低下で介護保険サービスがなければ、生活が成り立たない難病患者に対するヘルパーとして持つべき視点、対象が増えた指定難病と知っておくべき医学的知識、症状を知った上で行う介護の注意点、患者と家族の心の動きとその援助などについて整理しました。また、介護の実際についての事例も交えて実際がよくわかるようにしました。難病ホームヘルパーの皆さんが、難病患者にサービスを提供するときに、簡便に目を通して、自信を持って介護にあたっていただけるよう配慮したつもりです。近年、難病ホームヘルパーに患者・家族からの吸引行為の期待があります。それについても安全に実施するための研修等について整理をしました。この一冊が、難病に関わるみなさんを通して、患者・家族の療養の質を高めるために役立つことを期待しています。

　このテキストは、平成26年度および平成27年度の厚生労働省難治性疾患克服研究事業「難病患者等の支援に関する研究」班での検討を踏まえて、東京都医学総合研究所の原口道子先生とともに作成しました。原口先生の多大なご尽力に御礼を申し上げます。

独立行政法人国立病院機構箱根病院　神経筋・難病医療センター

院長　小森哲夫

難病法施行後の難病患者等ホームヘルパー養成研修テキスト──目　次

はじめに──3

第1章　難病入門──7
1 難病とは──8
2 厚生労働省の難病対策──9
3 難病法の概要（医療費助成制度含む）──9
4 指定難病にはどんな病気があるのか──14
5 指定難病の中で介護を必要とする疾病群──15
6 難病患者のケアの特殊性──17

第2章　難病の基礎知識Ⅰ　難病のホームヘルプとは──21
1 難病のホームヘルプ──22
2 QOLの向上を目指したホームヘルプ──23
3 病気・症状を理解したホームヘルプ──24
4 ホームヘルプで必要な症状の理解──24
5 医療処置とホームヘルプ──29
6 保健・医療・福祉との連携──30

第3章　難病の基礎知識Ⅱ──31
1 難病疾患の理解とホームヘルプサービス──32
2 神経・筋疾患及び骨・関節系疾患──33
3 膠原病・免疫系疾患──37
4 消化器系疾患──39
5 内分泌・代謝系疾患──41
6 呼吸器系疾患──43
7 循環器系疾患──45
8 血液系疾患──47
9 感覚器系疾患──49
10 皮膚・結合組織疾患──52
11 腎・泌尿器系疾患──54
12 染色体または遺伝子に変化を伴う症候群──57
13 スモン──59
14 難病医療との連携──61
15 介護保険制度や障害者各種制度との連携（難病と他制度との関係）──62

第4章　難病患者の心理及び家族の理解── 67

1. 難病患者と家族の特殊な状況とその心理── 68
2. 家族を理解する── 72
3. 特殊な状況における心理── 72

第5章　難病患者の心理的援助法── 75

1. 援助の目標：日常生活の支援をすることで心の安定を図る── 76
2. ケアを行うための基礎となること── 77
3. 援助の焦点（気に留めておくこと、気を付けておくこと）── 78
4. 援助の実際─個別の援助── 80
5. 援助の実際─集団による援助（患者のサポート・グループ）── 81
6. 事例から学ぶ── 82

第6章　難病患者の介護の実際── 85

1. 難病患者の介護の問題点── 86
2. 災害時・緊急時における対応── 87
3. 難病患者を介護する視点── 91

資　料── 101

指定難病に係る検討結果について── 102
指定難病の要件について── 104
難病医療費助成制度概要── 111
平成24年4月から、介護職員等による喀痰吸引等（たんの吸引・経管栄養）についての制度がはじまります。── 134

第1章
難病入門

1 難病とは

　昭和47年に難病対策要項が決定され我が国における難病対策が始まりました。どのような疾患を難病とするか、すなわち難病の定義は対策をする上での基本となります。平成27年から施行された難病法の検討過程でも、難病をいかに定義するかが議論されました。そして、**表1-1**に表すように定義されました。この定義に当てはまる疾患は数千に及ぶと言われていますが、そのほとんどは極めて患者数が少ないため、よほどでないと介護の対象として認識されることがないと思われます。

表 1-1

	難病の定義
1	発病の機構が明らかでなく
2	治療方法が確立していない
3	希少な疾患であって
4	長期の療養を必要とするもの

　難病法では、医療費助成の対象が一定の基準を満たす疾患に限定されました。これを指定難病といいます。疾患として診断基準が存在していること、一定以下の患者数であることが主要な項目であり、2015年7月には306疾病が指定難病とされています（巻末別掲表P117〜120）。一方、65歳以前から介護保険を利用できる介護保険における特定疾病があります(P63 **表3-1**)。この範疇に入る難病患者の多くは、ADL障害が明らかで疾病としての障害度が重篤である場合が多く、患者が若い時期からホームヘルパーが関与する疾患は従前と変化していませんが、今後は疾患数が増加する余地が残っています。

　さて、難病患者の生活支援として介護者が関わる時、必ず「心しなければならないこと」があります。難病患者は、定義からもわかるように、治療により病気を完治することはできず、身体的障害を抱えたままの生活を余儀なくされています。身体機能が改善したように見えても、薬剤などで症状をコントロールしているに過ぎず、いずれ身体症状の悪化をきたすことが予見されます。すなわち、生活の自立を図るようにリハビリテーションなども含めて支援するという介護保険本来の考え方とは一線を画すこととなります。医療サービスを適切に受けながら現状をいかに維持するか、今後の生活設計にあたりADLの低下をどのように勘案するか、在宅療養の困難度が増して継続が不可能となることを見越した療養計画をどのように考えるかなど、足元だけでなく先を見据えた関わり方に思考を変化させなければなりません。ホームヘルパーの役割は患者の一番そばで生活支援・介護をすることにありますが、ホームヘルパーによる吸引行為を含めて日々のケア行為や状態観察に基づく生活情報が多職種のケアチームで共有されることにより、難病患者にとって最適な療養環境を構築することに役立つことを自覚しなければなりません。

2 厚生労働省の難病対策

　平成27年1月1日から難病法が施行されて以来、難病患者を支援するための医療提供体制だけでなく、介護保険と障害者総合支援法を使った体制が整理されてきています。次項に難病法の概要が示されていますが、介護支援専門員は複数の制度との橋渡しを意識したケアプランを作成すると考えられます。それに基づいてなされる介護について難病患者等ホームヘルパーは理解をしておく必要があります。

3 難病法の概要（医療費助成制度含む）

　昭和47年に「難病対策要綱」が策定されて以降、日本の難病対策は推進されてきました。約40年を経て、平成26年5月に「難病の患者に対する医療等に関する法律（以下、「難病法」という）」が成立し、これまで法律に基づかない予算事業として実施されてきた難病対策は法的根拠をもった制度として位置づけられました。

　難病法の目的は、「難病の患者に対する良質かつ適切な医療の確保及び難病の患者の療養生活の質の維持向上を図り、もって国民保健の向上を図ること」です。

　難病法の成立によって、医療費助成については国と都道府県が半分ずつ負担することが明記されました。さらに、国が難病の発症の機構・診断や治療方法に関する調査及び研究を推進し、療養生活環境整備事業による保健医療サービス・福祉サービスなどを安定的に提供するしくみが示されました。

1) 難病・指定難病の定義

　難病法による「難病」の定義は、前項で示したように以下の通りです。

●**発病の機構が明らかでなく、かつ、治療方法が確立していない希少な疾病であって、その疾病にかかることにより長期にわたり療養を必要とすることとなるもの**

　「難病」のうち医療費助成（特定医療費の支給）の対象となる病気を「指定難病」といいます。「指定難病」とは、難病のうち「患者数が本邦において一定の人数に達しないこと」「客観的な診断基準（またはそれに準ずるもの）が確立していること」という条件に含まれる病気です。

2）難病の診療体制（診断・治療）

　難病は、希少な病気であり、専門医や専門医療機関も限られています。体の不調や変化を感じてから「診断」が確定するまでに時間がかかったり、専門医療機関がみつかっても遠方で通院治療が難しいなどといった診療体制（診断・治療）の課題がありました。

　難病法では、都道府県知事が「難病指定医」「協力難病指定医」を指定します。そして、指定難病の医療費助成の申請をはじめて行う際に必要な書類である「診断書（臨床個人調査票）」は、難病指定医が作成しなければなりません。また、診断後の治療や認定申請の「更新」に必要な診断書の作成については、難病指定医のほか「協力難病指定医」も行うことができます。すなわち、最初の診断と治療方針の決定は難病指定医による正確な診断と適切な治療が確保され、その後の通院や治療は協力難病指定医にかかって継続的な医療が受けられるようなしくみが整えられました。

　また、難病の診療体制を構築するために、都道府県は難病医療拠点病院等を指定し、難病研究班や関連学会が連携する難病医療支援ネットワークの形成がすすめられます。

　難病の診断・治療が受けられる医療機関及び指定医に関する情報が、円滑かつ確実に患者に提供され、適切な時期に医療につながり、治療が継続的に受けられることが重要です。

3）医療費の助成（特定医療費の支給）

　難病法の制定により「指定難病」の認定を受けた者は、諸手続きを経て医療費の助成（特定医療費の支給）を受けることができます。その要件は前述の通り、1）患者数が本邦において一定の人数に達しないこと、2）客観的な診断基準（またはそれに準ずるもの）が確立していることとされました。平成27年7月時点の指定難病は306疾病であり、疾病ごとに認定基準として「重症度分類」が定められています。医療費の助成が受けられる者は、指定難病の診断を受けるだけでなく、重症度分類で一定の程度以上の状態である者に限られることになります。

　医療費助成の申請の流れを、**図 1-1** に示します。医療費の助成を受ける際は、まず難病指定医による診断を受けて診断書（臨床個人調査票）を作成してもらい、必要書類を添えて都道府県の窓口に提出します。都道府県は、医療費助成が必要であると認める場合に支給認定し、患者に「医療受給者証」を交付します。「医療受給者証」の交付を受けた患者は、医療費総額の2割に相当する額と負担上限月額のいずれか低い額を医療機関に支払って、これを超える額は特定医療費として都道府県から助成されます（**表 1-2**）。

図 1-1　難病医療費助成制度の申請の流れ

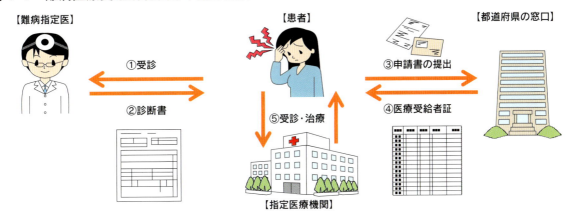

出典　厚生労働省リーフレットより抜粋

表 1-2　医療費助成における自己負担上限額

階層区分	区分の基準（市町村民税）	自己負担上限額（月額）		
		一般	高額難病治療継続者[※1]	人工呼吸器等装着者[※2]
生活保護世帯	―	0円	0円	0円
低所得Ⅰ	非課税（世帯）本人収入：～80万円	2,500円	2,500円	1,000円
低所得Ⅱ	非課税（世帯）本人収入：80万円超	5,000円	5,000円	1,000円
一般所得Ⅰ	課税以上 7.1 万円未満	10,000円	5,000円	1,000円
一般所得Ⅱ	7.1 万円～ 25.1 万円未満	20,000円	10,000円	1,000円
上位所得	25.1 万円以上	30,000円	20,000円	1,000円

※1 月ごとの指定難病の医療費総額が5万円を超える月が年間6回以上ある場合です。
※2 人工呼吸器などを装着している方の場合は、所得に関係なく一律 1,000 円となります。

出典　厚生労働省リーフレット

　申請および医療費助成を受けるための手続きや相談は、すでに症状のある患者にとって困難な場合もあります。また、医療費助成の対象は重症度分類による一定の症状を有する者に限られますが、症状の進行や変動が的確に見極められて、適切なときに適切な支援が受けられることが必要です。

4）調査・研究

　国は、難病の患者に対する良質かつ適切な医療の確保を図るための基盤となる難病の発病の機構、診断および治療方法に関する調査や研究を推進しています。調査研究の事業として、「難治性疾患政策研究事業」と「難治性疾患実用化研究事業」があり、お互いに連携しながら研究が取り組まれます。難治性疾患政策研究事業では、診断基準の作成、診療ガイドライ

ンの作成・改訂・普及、疫学研究、難病患者のQOL調査などが行われます。難治性疾患実用化研究事業では、病態解明、遺伝子解析や新規治療薬・医療機器等の開発につなげる研究などが行われます。このような調査・研究の成果は、難病情報センター等を通して、国民に広く提供されます。

5）療養生活環境整備事業

難病の患者や家族等に対する相談支援や、難病の患者に対する医療等に係る人材育成、在宅療養患者に対する訪問看護を行うことにより、難病の患者の療養生活の質の維持向上を図ることを目的として、療養生活環境整備事業が行われます。療養生活環境整備事業には、「難病・相談支援センター事業」「難病患者等ホームヘルパー養成研修事業」「在宅人工呼吸器使用患者支援事業」があります。（**表1-3**）

「難病相談・支援センター事業」では、都道府県が実施主体となり地域で生活する難病の患者等の相談・支援、地域交流活動の促進や就労支援などを行う施設が設置されます。

療養生活、日常生活上での悩みや不安等に対して、必要な情報の提供や助言などの相談や支援が行われます。難病患者は、体の不調や変化を感じてから「診断」が確定するまでに時間がかかったり、専門医療機関が近くにないなどの課題を抱えていることがあります。確定診断前や診断後の治療・療養生活に関する課題が生じたときに、適切なタイミングで相談できる場が求められています。

「難病患者等ホームヘルパー研修事業」では、難病の患者等の多様化するニーズに対応した適切なホームヘルプサービスの提供に必要な知識、技能を有するホームヘルパーの養成を図ることを目的として、人材の育成が行われています。

「在宅人工呼吸器使用患者支援事業」は、人工呼吸器を装着していることについて特別の配慮を必要とする難病の患者に対して、在宅において適切な医療の確保を図ることを目的としています。医療保険による訪問看護の利用において1日につき4回目以降の訪問看護を要する場合の費用が交付される（年間260回まで）制度です。

6）難病対策地域協議会

都道府県、保健所を設置する市などは、難病対策地域協議会を設置するよう努めなければなりません。協議会は、保健所を中心として、地域の医療・福祉・教育・雇用に関連する関係者や患者会などにより構成されます。協議会では、地域における難病の患者への支援体制に関する課題について情報が共有され、関係機関等が密に連携を図ります。そして、地域に状況に応じた体制の整備について協議が行われます。

7）難病対策における保健医療福祉に関連した事業について（難病法以外の事業）

難病は症状が進行したり不安定になることもあり、長期にわたる療養生活を支援していく上で、医療保険や介護保険、障害福祉サービスなどの制度を超えた支援が必要になることがあります。**表1-3**に、相談支援や保健医療福祉に関連する事業のうち、従来の難病対策でも実施されてきた〈難病特別対策推進事業〉の事業を示します。

相談支援に関わる事業として、〈難病患者地域支援対策推進事業〉の一つに「医療相談事業」があります。この事業は、都道府県や保健所設置市が主体となって実施されます。難病の専門医・看護師・社会福祉士等による医療相談班が会場で相談に応じるものであり、セカンドオピニオンや療養生活上の助言、制度の説明を受けるなど、相談の場として活用されています。さらに、医療相談事業に参加できない要支援難病患者や家族の日常生活上及び療養生活上の悩みに対する相談や在宅療養に必要な医学的指導を行うための事業として「訪問相談・指導（診療も含む）事業」があります。この事業では、専門の医師、主治医、保健師、看護師、理学療法士等が居宅を訪問して相談・指導をします。

保健所が中心となって関わる保健サービスの事業として「在宅療養支援計画策定・評価事業」があります。この事業は、必要に応じて保健師が地域の支援職種とともに在宅療養支援の計画を策定しなら個別支援に関わる重要な事業です。在宅療養生活が長期化した患者や介護状況に課題がある場合などは、「在宅難病患者一時入院事業」などを利用して、定期的なレスパイトや入院治療による身体的評価・リハビリテーションを受けながら在宅療養が安定して継続されるよう支援する事業があります。

このように、難病対策として、既存の制度を超えた患者のニーズに応じた事業が実施されています。制度をまたがるサービスの利用については、行政の担当者や保健師を中心として支援体制を構築し、安全で安心な在宅療養生活を支えていくことが重要です。

また、難病患者は、症状の出現時期・診断後・症状の進行期など療養過程や社会生活状況に応じて様々な課題や悩みに直面することがあります。適切な時期に相談できる場があること、そして支援につながっていくことが重要です。

表 1-3　難病法〈療養生活環境整備事業〉と〈難病特別対策推進事業〉

難病法【療養生活環境整備事業】	実施主体
■難病相談支援センター事業	都道府県（委託可）
■難病患者等ホームヘルパー養成研修事業	都道府県・指定都市（委託可）
■在宅人工呼吸器使用患者支援事業	都道府県
難病特別対策推進事業	**実施主体**
■難病医療提供体制整備事業	都道府県
■在宅難病患者一時入院事業	都道府県
■難病患者地域支援対策推進事業 ・在宅療養支援計画策定・評価事業　・訪問相談員育成事業 ・医療相談事業　・訪問相談・指導事業	都道府県・保健所設置市 （保健所を中心として）
■神経難病患者在宅医療支援事業	都道府県、国立高度専門医療研究センター 国立大学法人、独立行政法人国立病院機構
■難病指定医等研修事業	都道府県（委託可）
■指定難病審査会事業	都道府県
※旧事業の【難病特別対策推進事業】の右記事業は、【難病法；療養生活環境整備事業】に移行。・難病相談・支援センター事業　・難病患者等ホームヘルパー養成研修事業 ※旧事業の【難病特別対策推進事業】の右記事業は、削除された。・難病患者認定適正化事業　・難病患者を対象とする医療・介護従事者研修の支援事業	

出典　厚生労働省通知「難病特別対策推進事業の実務上の取扱いについて（健疾発 0330 第 2 号）」
　　　厚生労働省通知「療養生活環境整備事業の実務上の取扱いについて（健疾発 0330 第 3 号）」
　　　平成 27 年 3 月 30 日を参考に作成。

4 指定難病にはどんな病気があるのか

「難病対策要綱」が策定された当初（昭和47年）、国が調査研究の対象として定めた疾病は、スモン、ベーチェット病、重症筋無力症、全身性エリテマトーデス、サルコイドーシス、再生不良性貧血、多発性硬化症、難治性肝炎の8つの病気、さらに医療費助成の対象となる病気はこのうち4つだけでした。その後、治療法の開発などの研究が進められるとともに、医療費助成を受けることができる病気の数及び患者数が徐々に増加していきました。

難病法の全面施行以降（平成27年7月）、医療費助成の対象となる「指定難病」は、306疾病（平成27年7月現在）に拡大しました。前述の通り、「指定難病」とは、難病のうち「患者数が本邦において一定の人数に達しないこと」「客観的な診断基準（またはそれに準ずるもの）が成立していること」という条件に含まれる病気です。さらに、指定難病に含まれる病気であっても病気ごとの「重症度分類」という基準によって、医療費助成が受けられる状態が限られます。

指定難病には、これまでも医療費助成の対象であった病気に加えて、国が研究を推進していても医療費助成の対象にはなっていなかった病気や、小児期からの病気などが含まれています。

図1-2は、難病法が成立する以前に医療費助成の対象であった難病患者（特定疾患治療研究事業の対象者）の医療受給者証の発行人数の年次推移です。日本では、潰瘍性大腸炎という消化器系疾病やパーキンソン病という神経系疾病の人数が難病の中では比較的患者数が多いです。

図1-2　特定疾患治療研究事業※疾患別受給者件数の推移

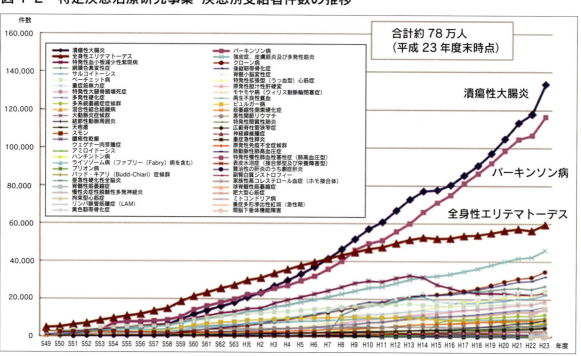

※難病法施行以前の医療費助成事業
（難病情報センター：http://www.nanbyou.or.jp/at_files/0000/0963/fig1.jpg）　※別紙「指定難病一覧表」

指定難病の中で介護を必要とする疾病群

　指定難病にはさまざまな病気が含まれており、それぞれの病気による症状や個々の療養経過によって、必要とする支援の種類も異なります。

　難病患者の日常生活と支援ニーズの側面からまとめられた調査では、調査当時の「日本難病・疾病団体協議会」の連携団体に属する全国の会員を対象に実態が報告されています。

　医療機関の受診状況（最近6か月）は、「主に通院している」という人が78.3％と最も多く、主に入院している人は3.5％、一方、主に往診してもらっている人は2.2％でした。

　「どのような症状で困っているか（複数回答）」という点に関しては、痛み（41.2％）、倦怠感や手足に力が入らないとするものは合わせて42.2％、排便・排尿の困難（37.5％）などの症状がありました。このほか、かゆみ（14.2％）、むくみ（11.2％）、発熱（2.9％）、吐き気（2.5％）などがありました。これらの症状の変化の状況については、毎日あるという人が41.2％、1日のうちでも変化がある・日によって変化が大きいという人は合わせて46.5％、進行している人が19.1％、大きな周期でよくなったり悪くなったりする人が12％でした。このように、難病には、「症状の変化が毎日ある、日によって変化が大きい、症状が見えづらい」等の特徴に加えて、「進行性の症状を有する、大きな周期でよくなったり悪化したりする」という難病特有の症状がみられます。

　次に、制度の利用状況については、介護保険サービスを利用している人は全体の13.8％であり、要介護5の者がこのうち21.3％で最も多く、次いで要介護2が19.5％、要介護3が14.8％となっています。一方、障害者手帳の取得の状況については、56.7％の人が身体障害者手帳を取得しており、このうち1級が48.4％、2級20.6％、3級14.9％と級数が下がるにしたがって少なくなっています。

　表1-4に、疾病群別の病気の特徴を示します。

　合併症として新たな症状が出てくる可能性のある病気や、抵抗力が下がって日常生活で注意が必要な病気があります。そのような症状をもちながら「生活する人」を支える介護とは、単に「できないことを手伝う・補う」という介護ではありません。目にはみえにくい痛みの程度やつらさ・やりにくさといった微妙な変化を見極めて、負担をかけないという視点をもって「どのくらいどのように支援するのか」という視点でかかわる介護です。

　難病といっても、さまざまな症状や生活面での障がいがあり、目にみえにくいものや変化することがあることを念頭において支援にかかわることが重要です。

○参考文献
- 「厚生労働省平成22年度障害者総合福祉推進事業　難病患者等の日常生活と福祉ニーズに関するアンケート調査（平成23年3月）」

表1-4 難病の疾病群別の特徴

疾病群	疾病の特徴
血液系疾病	○貧血による運動機能の低下、止血機能を持つ血小板の減少による出血傾向などが見られる。血小数によって日常生活の中で活動度を考える必要がある。 ○特に、原発性免疫不全症候群では、感染の予防と早期治療が必要。常に、皮膚、口腔内等を清潔に保ち、発熱、咳、鼻汁など一見かぜ症状でも診察を受ける必要がある。
免疫系疾病	○皮膚粘膜症状、腎炎、神経障害などに加え、腸、眼、脳など多臓器が侵される。日和見感染症といって通常はあまり起きない感染が原因で死亡することがある。 ○全身の血管に炎症が起きる疾病ではいろいろな臓器に虚血症状を起こし、脳、心、腎などの重要な臓器の血流が不全になる。加えて、眼にも症状が出るものもあり、視覚障害にも配慮が必要。
内分泌系疾病	○ホルモンが不足する疾病と、ホルモンが過剰となる疾病がある。ホルモンの機能により症状は様々で、変動が大きいものがあることが特徴。 ○ホルモンが不足している場合は補充を行い、過剰な場合は働きを抑えることが必要。
代謝系疾病	○多くは乳児期、幼児期に発症するが、成人になってから発症するものもまれではない。全身の細胞に代謝産物が蓄積することで、四肢の痛み、血管腫、腎不全、心症状も出現する。
神経・筋疾病	○手足の運動が障害され、労働に必要な動作や日常生活上の動作である歩行、食事、排泄、整容などが十分にできなくなる。 ○一般に治療効果が上がらず、時とともに臥床を余儀なくされ介護負担が増す。 ○考えたり感じたりする能力は低下しないことがほとんどであり、患者自身の葛藤や介護が十分でないことでの不満が起きるが、適切な介助や援助によってQOLが向上できる。
視覚系疾病	○視野が狭くなったり夜間や暗い部屋での視力が極端に低下することがあり、失明に至る場合もある。視覚障害者としての介護が必要。
聴覚・平衡機能系疾病	○めまいを引き起こす疾病では、強い発作が起きれば入院が必要となることもある。頭や体の向きを急に変えないなどの注意も必要。
循環器系疾病	○動悸、易疲労感、浮腫、息切れなどの心不全症状がみられる。心不全症状や不整脈などの症状を変化させるような運動負荷を避けるため、家事の代行などが必要。
呼吸器系疾病	○呼吸機能の低下により、運動機能が低下し階段昇降や肉体労働ができなくなる。風邪をこじらせ肺炎などを合併すると一気に重篤な状態になるほか、喫煙などの室内外の空気の汚れにより症状は増悪する。
消化器系疾病	○腸疾病では粘血便、下痢、腹痛が慢性的に再発したり治療により改善したりし、緊急手術が必要な場合もある。難治例や再発を繰り返して入退院を繰り返す例では、同世代の男女と比べ著しいQOLの低下があるといえる。 ○肝・胆・膵疾病では、門脈圧亢進による食道静脈瘤、腹水、脾機能亢進などの肝不全症状や、皮膚のかゆみ、黄疸などが見られる。
皮膚・結合組織疾病	○外見の変化や合併症のため日常生活が極度に制限されるので十分な介護が必要になる。皮膚症状に加え眼、難聴、小脳失調症などの歩行障害を合併するものもある。
骨・関節系疾病	○神経・筋疾病と同様の症状が起きる。脊髄及び神経根の圧迫障害をきたした場合は、手術療法に限界もあり、対麻痺や四肢麻痺を起こす場合もある。
腎・泌尿器系疾病	○血尿や、尿が出なかったり少なかったりすることがある。腎機能に応じて、食塩や蛋白質、水分などの制限が必要になる。 ○特に多発性嚢胞腎では嚢胞が尿路を圧迫することで、感染症を引き起こすことがある。嚢胞が大きくなると、打撲などで腎臓が破裂する場合がある。
スモン	○中枢神経と末梢神経を侵し、びりびり感などの異常感覚が特徴で、多様な合併症が出現する。
染色体または遺伝子に変化を伴う症候群	○染色体や遺伝子の変化によって、代謝の異常や、臓器の形状や機能に異常をきたす。 ○胎児期や子供の時に発症することがほとんどであるが、大人になって症状が出ることもある。早期から診断をして、できるだけ早く適切な対応をとることが必要。

出典　厚生労働省社会・援護局障害保健福祉部「障害者総合支援法における障害支援区分
　　　難病患者等に対する認定マニュアル」、p15-17、平成27年（2015年）3月

6 難病患者のケアの特殊性

　難病は、その定義の通り、治療方法が未確立であり、長期にわたり療養を必要とすることなどから、療養生活においてさまざまな困難や課題に直面することがあります。そのような難病患者を支えるためのケアには下記のような特殊性があります。

1）病気の理解と受け入れに寄り添うケア

　　難病の場合、症状が出現してから診断が確定するまでに時間を要することがあります。専門医や専門医療機関も限られていることに加えて、いくつかの診療科をまわってやっと診断がつくという例もあります。診断がつくまでの期間も不安を抱えている人が多くいます。病気が確定したところで、医師から病気の説明をうけてもあまり聞きなれない病名で理解が難しかったり、治療方法が確立されていないことから、精神的なショックを受けて病気を受け入れるのに時間がかかることもあります。

　　また、療養経過の中で病気の受け止め方や今後の治療の方向性などについて、気持ちが変化したり迷ったり揺らいだりすることがあります。このような精神的な状態や変化に十分配慮して関わることが重要です。ときに、ゆっくりと話や気持ちをきいたり、必要に応じて医療職に相談して、患者の精神面に寄り添ったケアが必要です。

2）症状の変化（進行・変動）に合わせたケア

　　病気によっては、薬や食事・活動などの生活習慣を調整することで症状を和らげたり、安定させたりします。しかし、思うような効果がすぐにでなかったり、副作用が気になって薬を調整してしまうなど、自己管理が難しかったり、患者本人だけでは生活習慣に取り入れることが難しいことがあります。また、難病では自分でコントロールしきれない症状の変化（進行・変動）を経験しなければならないことがあります。

　　リハビリテーションで機能を維持・回復できる場合とは違って、「昨日できていたことが、今日は難しい」ということもあります。そのような場合には、「今日の患者の状態は？今の状態は？」と、日々変化する症状を丁寧にみすえて、昨日の支援と今日の支援を変えていくことが必要です。

3）長期療養により重度化・重複化する障がいを支える多様な介護

　　難病では、長期の経過の中で症状が進行し日常生活に支障がでてきたときに、介護が必要になります。運動や感覚機能が低下していく病気では、基本的な日常生活動作（食事・排泄・整容・入浴・衣服の着脱など）への援助に加えて、介護用品をそろえたり、家の中の生活環境に工夫が必要になることもあります。病気によっては出勤や通学など外出方法の手段やコミュニケーションの手段も状態によって変えることが必要な病気もあります。場合によって

は、個々の状態に合わせた個別的で専門的な介護技術が必要になることもあるかもしれません。

また、循環器・呼吸器・血液の病気など、病気によっては体調の変化が生命に関わる重篤な症状につながりかねない病気もあります。

神経系の病気などで呼吸や嚥下（食物の飲込み）に障がいがある人などでは、在宅で人工呼吸器や胃瘻などの医療処置管理が必要になる人もいます。医療処置管理が必要な人への介護では、特に医療職との綿密な連携によって安全をまもりながら、「生活を支援」することが重要になります。

長期の経過では病気そのものの主症状だけではなく、他の症状・障がいが重複してしまうこともあります。症状・障がいの変化に気づき、対応し、急激な悪化を予防するためにも、難病の介護では特に医療職との日ごろからの情報の共有や緊急時に備えた連携をすることが重要です。

4）医療機関とのつながり

専門医療機関や専門医が遠方であり、通院の継続が難しい場合があります。症状が進行してADLが低下してきた場合は、一人で通院することが難しくなってきて、付き添いや交通手段（タクシーなど）を確保しなければならないこともあります。経済的負担も増してしまったり、何とか手段を確保して通院しても、治療効果が得られないことなどから医療から遠ざかり孤立してしまう人もいます。しかし、定期的に医療機関で体のチェックを受けたり、対症療法で苦痛を和らげたり、困ったことを相談できる医療機関とつながっていることは、その後の療養過程においても大切なことです。

病院に通うことが難しくなってきたら、在宅で医療が受けられる体制に移行していくことを検討します。在宅で療養を続ける人であっても、体のチェックや治療の目的で定期的に医療機関に入院することもあります。

このように、どのような状態にあっても適切なときに適切な形での医療が受けられるよう体制を整えるよう支援することが必要です。同時に、介護職は通院・在宅療養いずれの時期においても、医療とのつながりを支える立場として、医療職との連携をとりながら支援することが求められます。

5）家族に対するケア・家族とともに支える介護

難病は、患者本人だけでなく、家族にも大きな影響を与えます。難病の告知を受けて、家族自身も患者と同じように病気の理解や受入れに時間を要し、気持ちの整理をすることが必要になります。そして、身近な存在として、患者を精神的にも身体的にも支えていくことへの負担がかかります。

また、患者が一家の経済を支えていた場合や、介護によって家族が仕事をできなくなってしまうなど、経済的な影響もあります。また、近年の高齢化により家族介護者も高齢であったり、子が病気になり高齢の親が介護しているという人もいます。

進行していく症状への身体的介護は、ときに昼夜を問わず必要なこともあり、家族の介護

負担は社会問題化しています。介護負担を軽減するために、介護サービスやレスパイトなどをうまく取り入れながら安定した療養が継続されるよう支援していくことが重要です。

また、病気によっては進行したときや急激に変化したときの治療の方針を前もって十分に話し合っておくことが必要なこともあります。患者自身の思いはもとより、家族には家族の思いがあります。これまでの家族の歴史によってつくられたそれぞれの家族のかたちがあります。患者と同じように、家族に対しても気持ちや介護への姿勢を尊重して関わることが大切です。

6) 社会生活上の難しさへの対応

病気によっては、働き盛りで発症し、病気を抱えながら仕事を続けたり、仕事の種類を変えたり退職を余儀なくされる人もいます。また、比較的発症年齢が若い病気では学業の継続が難しくなってしまう人もいます。その理由として病状の進行によって、通勤・通学が難しくなったり、仕事内容が負担になることがあります。また、職場や学校の理解が得られないことや通院・治療のために休まなければならないこともあります。職場や学校の理解も必要である一方で、「病気を知られたくない」と考える人もいます。また、発病の時期によっては、結婚や出産を考えるライフステージにある人もいます。

難病の中には、運動機能が低下するように外からみてわかりやすい病気と外からみてもわかりにくい病気があります。それぞれの状態や社会活動への思いに応じた就労・就業のしかたが選択されて、社会参加が維持されることが必要です。

7) 地域の支援チームで連携して支える

難病患者が抱える問題は、医療・保健・福祉の側面、社会経済的側面など多岐にわたっています。年齢や状態によって利用できる社会資源やサービスは異なりますが、必要に応じて複数の制度のサービス等を利用することもあります。このような場合、各制度やサービスによって、行政窓口や調整担当者も複雑になってしまう可能性があります。

特に、症状に変動があったり不安定な患者の支援では、医療職や保健担当者（行政）なども含めた支援チームがつくられます。

このチームの中で介護職として関わるとき、療養者の生活上の情報（変化や気持ちを含む）を一番身近にいて把握する立場になります。介護職が把握した情報は、他の職種にとっても重要な内容です。また、身体に関わる医療・治療に関する情報など、日々の生活を支援する上で留意することについては、随時医療職と連携しながら支援していくことが重要です。

難病患者の支援では、特に支援チームの一員としての自覚をもって、多職種と協働することが求められます。

○参考文献
- 厚生労働科学研究費補助金　難治性疾患等克服研究事業　難病に関係する多職種の連携のあり方　分担研究報告書　2016年3月

第2章
難病の基礎知識Ⅰ
難病のホームヘルプとは

1 難病のホームヘルプ

　第1章をお読みになって、難病のホームヘルプって難しい、とお感じになりましたでしょうか？　確かに、難病にはさまざまな病気があり、その理解だけでも、大変です。しかし、難病とは、医学上の定義ではなく、一般に、病気の原因が不明で、治療法が確立してなく、希少（少ない）な病気で、長期の療養を必要とする病気をいいます。

　つまり、病気とともに生きていく人への支援が必要であるということです。病気の原因が不明であることから、「なぜ、私が病気に……」と受け入れることが難しかったり、治療法が確立していないことから、病気による症状が不安定なこともあります。治療法がまったくなく、進行してしまう病気もあります。希少性ということでは、同じ病気の人を探すことが難しく、一人で悩んだり、治療の開発が遅れたり、情報を得ることも難しいです。そして、なんといっても長期間にわたる療養で職場や家庭生活に支障がおきるため精神的な不安や落ち込み、あるいは、絶望の中で、患者・家族の経済および、介護負担は大変大きくなります。そこで、患者とその家庭を支えるために、病気にあわせた医療と福祉との総合的な援助が必要となります。

　難病患者の切なる望みである「病気の原因究明と治療法の開発」、それを実現させるべく、世界中でさまざまな研究が推進されています。難病が難病ではなくなる時、そう遠い未来ではないかもしれません。しかし、医学研究や医療内容を充実するだけでは、難病患者を本当に救うことはできません。難病であっても、その症状に適切な対応がされ症状が落ち着いていれば入院は不要ですが、介護者がいないために、家に帰れない場合もあります。たとえ家に帰れたとしても介護者が家族だけであると、24時間365日続く介護負担に介護者の健康が侵されたり、その負担のために家庭崩壊につながることもありえます。このように、在宅での安全で安定した生活を実現するには、家族の介護だけではなく、積極的なホームヘルプサービスの充実が必要です。また、一見介護の必要がない難病もありますが、そのような難病では通常より疲れやすかったり無理をすると病気自体に悪影響を与える場合もあります。したがって、生活の諸問題を解決するために、家事や日常生活上の援助が必要とされます。

　難病のホームヘルプには、高齢者などのホームヘルプの基本に、「病気に応じた特徴に対応する」という要素が加わります。その要素を基礎知識Ⅱで知り、自信をもってホームヘルプにあたることは、難病とともに生きる人を支えるやりがいと、ホームヘルパー自身の成長につながるといえます。

第2章 難病の基礎知識I 難病のホームヘルプとは

2 QOLの向上を目指したホームヘルプ

　ホームヘルプとは、ホームヘルパー（訪問介護員）が自宅を訪問して、入浴、排せつ、食事等の介護（＝身体介護）や日常生活上の世話・支援（＝生活援助）を行うサービスをいいます。人間の生活、衣食住そのものです。ホームヘルプとしては、利用者の自分でできない部分を補いながら日常生活を送ることを支援することが求められるでしょう。難病のホームヘルプの目指すところは、病気は治らなくても患者の介護や家事援助を通して、在宅でのQOL（Quality Of Life、生活の質）の高い満足できる幸せな生活を送るために温かく援助することです。病気に適したホームヘルプサービスによって、難病患者が、地域社会で、病気や障がいを乗り越えて日常生活を送ることが可能となります。活発な社会生活を送っている難病患者ほど、「ヘルパーのおかげです」と感謝をしています。

　それでは、生活の質（QOL）は、どのように高めれば良いでしょうか。一般的には、在宅生活に必要な、食事、清潔、排泄、移動などの基本的な日常生活動作（Activities of daily living、ADL）を適切に援助すること、可能な範囲で身体機能や精神的機能を活発にし、廃用性症候群に陥らないようにすることが考えられます。まさに、自立を目指したホームヘルプサービスそのものであるといえます。ここで、誤解をしてはいけないのが、自立の意味です。自立を自分でできることと捉えてしまうと、進行性の難病患者の場合、どんな援助によっても、自立した生活を行うことが難しいと言わざるをえません。しかし、自立した難病患者は多く存在します。この自立した患者に特徴的なことは、「自ら、他者（ヘルパー）に依頼ができ、目的を達成」していることに他なりません。何かをできるかできないかでQOLを測ってしまうと、障がいが重い場合に、どのような方向にQOLを高めれば良いかが分からなくなる場合があります。さらに、難病にはできるけれど疲労が大きい、続かない、変動があるといったようなさまざまな症状があります。

　WHO（世界保健機関）は、QOLを「文化や価値観により規定され、その個人の目標、期待、基準、および心配ごとに関連付けられた、生活状況に関する個人個人の知覚」と定義しており、QOLの向上の方向性は、文化や個人の価値観により異なるとされています。つまり、本人に聞いてみないとわからない、何を望んでいるのか本人に確認してみるという姿勢が大切です。よかれと思ったことがそうではない、ということも大いに起こりえます。直接聞けない状況もありますが、どんな難病患者の介護の際にもヘルパーは患者個人の人格を尊重し患者の考え方を理解し、病気や障がいに悩む気持ちに共感することが必要です。その上で、そばにいて患者の目的を達成するための手段になり得ることが、難病とともに生きる方へのホームヘルプの真髄であるといえます。

3 病気・症状を理解したホームヘルプ

　厚生労働省が定めたいわゆる指定難病（P117～120参照）は、さまざまですが、大きく分けて、神経・筋、骨・関節などの疾患のために、高齢になる以前に身体障害をきたす疾患群と重篤で慢性的な全身性の内臓器障害、感覚器障害をきたす疾患群があります。これら、病気から生じる症状・障害を正しく理解し、難病患者が日常生活を送る上での必要な対応策を知っている必要があります。症状や病気を理解せずにホームヘルプを行うと病気を悪化させたり、かえって、患者のQOLを低下させてしまうことがあります。

　基礎知識Ⅱ（P33～P61）では、病気を神経・筋疾患、骨・関節系疾患、膠原病・免疫系疾患、消化器系疾患、内分泌・代謝系疾患、呼吸器系疾患、循環器系疾患、血液系疾患、感覚器系疾患、腎・泌尿器系疾患、皮膚・結合組織疾患にわけて、解説していきます。それぞれの疾患の特徴や留意すべき症状の理解に努めましょう。しかし、全てを覚える必要はありません。ホームヘルプは、満足した人生を送るための日常生活を支援することです。病気について勉強したり、介護技術について研鑽を積むことは、適切なホームヘルプサービスを行う上で、必要なことですが、患者に対して病名の告知や病気の症状、治療法の説明、医学的判断などを行うことはできません。大切なことは、病気や症状について、困ったときにすぐに報告、相談できる医療職種との連携体制です。生じた事実や観察した事柄について的確に伝えることが求められます。保健・医療・福祉との連携の項でも触れますが、医師、看護師、保健師、医療ソーシャルワーカー、介護支援専門員や行政の福祉課などと十分に情報交換を行い、それぞれの役割分担を相互に理解し、多専門職種によるチームを作る中で患者のQOLを最大限に高めることが必要です。

　指定難病が増加したことで、小児疾患や遺伝性の疾患に触れる機会も増えてくるかもしれません。難病患者・家族が安心し心を開き、介護サービスを受けたり家事を手伝ってもらうためにホームヘルパーは、患者の病気、症状、家庭について知り得た事柄の秘密を守ること（守秘義務）が定められています。

4 ホームヘルプで必要な症状の理解

　難病患者は、多種多様な症状を呈しています。それぞれの病気により、症状や程度、進行の早さなどは、違います。同じ病気であっても、人によって症状の出方や程度がさまざまです。ここでは、ホームヘルパーが遭遇しうる特徴的な症状を列挙し、介護上のポイントを挙げてみます。その症状を呈する特徴的な病気を部分的に紹介しますが、疾患ごとの体系的な理解は、

第2章 難病の基礎知識Ⅰ 難病のホームヘルプとは

難病の基礎知識Ⅱで深めていきます。

　また、症状には一見してわかるもの（目に見える症状）と分からないもの（目に見えない症状）があります。目に見える症状へは支援の必要性や方法が伝わりやすいともいえますが、目に見えない症状のために周囲の理解が得られず、辛い思いをすることも少なくありません。難病から生じる症状への理解と共感が求められるといえます。

1）麻痺（運動障害）【神経・筋疾患、骨・関節系疾患】

　脳・脊髄・筋肉が侵される病気では、手足の運動機能が障害され、力が出ない、動かせないといった症状がでます。歩行ができなくなったり、障害が強いと起き上がりや座位ができない、車いすへの乗り降りができなくなります。箸が持てない、着替えができないといった日常生活全般の支障をきたすことになります。ですので、日常生活動作（ADL）に、介助を必要とします。疾患や状態によってどのように介助すべきか不明な場合には、医療職からの情報が重要になります。例えば、長期の寝たきりの人を突然起こしてしまうと、起立性の低血圧症状で失神することがあります。顔色や本人の反応をみながら、段階を踏むことが重要です。一般に気分不快があったら、それ以上頑張らせてはいけません。自分で起き上がれなくても、受動的な座位が取れる場合には、積極的に車いすを使うことで移動や外出が可能になります。麻痺が続くことで関節が硬くなったり（拘縮）しますので、普段から他動的に動かす習慣をつくることが大切です。動かし方や範囲については、リハビリ専門職などと相談しましょう。硬くなった（拘縮した）関節を無理に動かすと、炎症を起こしたり、骨折をさせたりするので、注意が必要です。

2）感覚鈍麻・しびれ・違和感（感覚障害）【神経・筋疾患、骨・関節系疾患、膠原病・免疫系疾患】

　脊髄に障害が起こる病気などでは、下半身の強い感覚障害を起こすことがあります。末梢の神経に障害が起こる病気では、四肢末端にも起こります。感覚に障害のある部位は皮膚への圧迫に気づかず、褥瘡（床ずれ）になりやすい特徴があります。また、車いすなどへの移動動作でも手足をぶつけてもわからずけがになりやすいため、介護上も細やかな注意が必要です。一方、単に感覚が鈍くなる（感覚鈍麻）だけでなく、しびれや痛み、独特の違和感を生じることもあります。目に見えにくい症状であるため患者の訴えをよく聞き、対応を相談するようにします。

3）バランス失調・ちどり足（小脳症状・平衡障害）【神経・筋疾患、感覚器系疾患など】

　手足が動かせないわけではないのにバランスがとれない状態になり、歩行や立位ができなくなります。運動はさまざまな神経の協調によって成り立つのですが、その協調を司る小脳が障害を受けることによって、生じる症状です。手の巧緻性も低下します。介護の際には適切に支えたり見えるように動きの目標を示すことでかなり症状を緩和できますが、転倒やけがに注意します。目に見える症状ですので羞恥心につながりやすいともいえ、理解と配慮が必要です。

4）震え・つっぱり・くねりなど（不随意運動・感情失禁）【神経・筋疾患など】

　難病の中には、その病気に特徴的な動きを示すものがあります。踊っているように見えるようなものであったり、身体をくねらせるような動き、または身体全体が硬まったように、つっぱってしまうような動きです。本人の意図とは無関係に生じる動きを「不随意運動」といいます。不随意運動によって、日常生活動作に支障をきたすことがあります。

　また、運動ではなく感情が不随意になってしまう感情失禁（おかしくないのに笑ってしまったり、泣きたくないのに泣いてしまう）といった症状もあります。自分では感情のコントロールがつかなくなる場合もあり、周囲との摩擦を起こす原因ともなるため、理解と適切な対応が求められます。

5）見えない、聞こえない（視力障害・聴力障害）【神経・筋疾患、感覚器系疾患など】

　ある時期から目が見えにくくなる、耳が聞こえにくくなる難病があります。介護時に十分な配慮が必要です。明るいところでは良く見えるのに、暗い部屋や夜間には大変見にくくなる場合や、病気の再燃や悪化によって症状が変動する場合もあります。

　見えない、聞こえないという症状は、日常生活に多大な影響を与えます。平成25年より難病が障害者総合支援法の対象にもなりました。手話通訳など障害の制度も活用しながら、意思疎通に関する支援が重要になります。

6）飲み込みのしにくさ（嚥下障害）【神経・筋疾患】

　舌や喉の障害が起こると、食欲があっても飲み込み（嚥下）ができないためむせがおき、肺炎を起こすことがあります。また、必要な栄養が取れずに痩せや栄養失調になる危険があります。

　食事介助では、姿勢や1回の量に気をつけながら、食物の送り込みや飲み込みの動作を1回づつ確認し、ゆっくりむせのないように介助する必要があります。調理上、トロミのある食事は比較的むせにくいことがわかっています。病気によって障害の起こる部分が異なるため、食べやすい形態も異なります。そのため、どういった食事の形態が良いかの情報を得て実施すると良いでしょう。また、飲み込めないため、食事が取れない場合には代替栄養法（経管栄養：チューブを通して、流動食を摂取する）が考慮されます。むせのため、食事摂取が止められる場合もあります。食の楽しみを奪われる患者の思いを受け止めながら支援にあたることが求められます。

7）息がしにくい（呼吸障害）【神経・筋疾患、呼吸器系疾患、循環器系疾患など】

　息切れにより、日常生活動作がしにくくなる場合があります。息がしにくくなる症状といっても、酸素が足りなくなる呼吸器系の疾患と呼吸運動の障害によって二酸化炭素をはけない神経筋疾患では、医療的な対応は異なります。

　息がしにくいことは生命維持に直結する問題でもあり、自覚的にも最も辛い症状の一つといえます。動作によって息切れが増強することもあり、このような時は積極的に介護したり、

家事を代行する必要があります。

8）動悸・むくみ・だるさ（心不全症状）、貧血【循環器系疾患・血液系疾患など】

　心臓は、身体が必要な酸素とエネルギーをそのポンプ作用で血液として全身に送り出す重要な役割を果たしています。この機能が障害を受けると、体中の血液の循環が悪くなり血液が滞ってしまい、身体全体がむくんだり、倦怠感をきたします。そのことで高血圧となったり、不整脈の症状が起こってくることもあります。また、血液そのものが異常をきたすと、血液が循環しても身体全体にエネルギーと酸素をゆきわたらせることができなくなり、同様の症状が起こります。症状を変化させるような運動による体への負担をかけないことが大切です。

9）むくみ、だるさ、尿の異常など（腎機能障害）【腎・泌尿器系疾患など】

　腎臓は身体の老廃物を尿として体外に出す大切な役割を果たしています。この機能が障害を受けると尿の量や色に異常をきたし老廃物が身体にたまり、むくみやだるさ、高血圧などの症状を呈してきます。このため、水分量、塩分量、タンパク質量などを調節した食事療法が必要になる場合があります。また、過度の活動は腎臓に負担をかけることになるので、医師の指導にしたがって活動量の目安が決められる場合もあり、適度な活動になるよう支援します。症状が進行した場合、定期的な血液透析療法が必要となる場合もあります。

10）尿が出にくい、出ない（排尿障害）【神経・筋疾患、腎・泌尿器系疾患など】

　排尿障害は、尿が出にくい（排尿困難）、尿がもれる（尿失禁）、尿が出る回数が多い（頻尿）、尿が出る時に痛い（排尿時痛）などの総称です。男性高齢者では前立腺肥大の影響として有名ですが、難病では、脊髄障害、末梢神経障害、自律神経障害などで起こります。自力で排尿できても1回で十分に出きらず、尿が残ると頻回に尿意を訴えることがあります。膀胱に尿が溜まっても、全く尿意を感じないなど、さまざまな病態があります。必要に応じて導尿という医療処置をする場合があります。

　一方、尿意はあっても運動障害のためトイレまで行けないという疾患もあり、近くにポータブルトイレを置いたり、トイレまでの付き添い介助が必要な場合もあります。それぞれの病態に応じた排泄の介護が必要になります。

11）便秘・下痢【神経・筋疾患、消化器系疾患など】

　自律神経症状という神経の症状や活動性が低下して臥床がちになったり、排泄時のいきみができないことや薬の副作用で腸の動きが悪くなることにより、便秘が強くなることがあります。多くは緩下剤を使用して調整をしたり食物繊維の量や水分摂取量に注意した食事が必要で、適切な運動も必要になります。

　消化器疾患では大腸をはじめ消化管に潰瘍や炎症を起こし、腹痛や下痢、さまざまな症状を呈します。安易な緩下剤や止瀉薬（下痢を改善する薬）の使用は症状を悪化させる危険があるので、注意が必要です。

12）けいれん・てんかん【神経・筋疾患、内分泌・代謝系疾患など】

　けいれんは不随意な筋肉の収縮で、てんかんは繰り返す脳の発作をいい、特に小児期発症の疾患に多く起こります。てんかんやけいれんには意識を失う全身性のものから、本人にしかわからない、あるいは本人もわからないような部分性のものまで多種多様です。疾患やその人によって、だいたいのけいれんのパターンや前駆症状（けいれんを起こしそうな症状）が決まっているので、それを知ることが大切です。目の前で急に意識を失う場面に居合わせると驚いてしまいますが、慌てずにけいれんの内容を観察します（どこからはじまったか、どんなふるえか、続いた時間はどのくらいかなど）。喉を詰まらせるようなものがないかなど危険のない姿勢をとり、おさまることを待ちます。通常は数分以内でおさまりますが、数十分など続く場合にどう対処するか事前に決めておきます。また、突然意識を失った時に転倒したり怪我を負う危険があるので、危険物をおかないなど環境を整えておきます。

13）認知機能低下・認知症【神経・筋疾患】

　難病の中には、特徴的な精神症状や認知症状をきたすものがあります。いずれも、その障害の部位によって認知症状は異なります。例えば、脳の記憶を司る前頭葉の部分が障害を受けると、記名力の低下や無関心などの性格変化が起こる場合があります。認知症状によって周囲の者との関係が悪化する場合もありますので、どういう症状が起こりやすいか、対応方法などをチームで統一しておくといいでしょう。

14）不安・抑うつ状態

　難病患者は、長期にわたり病気のために社会生活や家庭生活から疎外されてしまい、不安や抑うつが多く認められます。また、意識や知能が清明だが四肢の麻痺のために寝たきりを余儀なくされるような状態は、人間として大変なストレス状態であることを思いはかれるとよいでしょう。介護する際に難病患者の人格を尊重し、できる限り温かく心を支える姿勢が重要です。相手の話を聞いたり、ただそばによりそう姿勢が必要で、むやみに励ましたり闘病の目標を促したりすると抑うつをさらに悪くすることがあります。

15）床ずれ（褥瘡）

　長期臥床者や下半身に感覚障害があると短時間の圧迫で血流が途絶え、褥瘡（床ずれ）になることがあります。床ずれは、圧迫と湿潤と栄養状態の低下により発生する危険が増します。できるだけ長時間同じ姿勢でいることを避けます。全身をくまなく観察して特にお尻の発赤に留意し、医師、看護師等と連携し、早期に改善することが必要です。

16）感染症

　寝たきり状態になると、肺炎や膀胱炎などの病気が起こりやすくなります。また、一見元気そうにみえても、免疫力が低下する病気や治療薬のために易感染状態になっている場合があります。患者の周りは、常に掃除や洗濯などで清潔な環境を整えましょう。疾患自体が感

染性の難病は、ごくわずかです。通常の家庭生活で感染することはないと考えられますが、処置等は手袋を利用し体液などが付着しないようにします。マスクやガウン、手袋、帽子などの必要性を確認し、介護者が他の患者にうつさないように気をつけましょう。

　以上の14)～16)の症状は、直接の難病の症状というよりはその合併症といえるものであり、適切なケアによって予防や悪化防止が可能なものであるともいえます。患者に一番身近な存在としていつもと違うことがあれば、速やかに報告できる体制を築けることが望ましいです。

5　医療処置とホームヘルプ

　それぞれの症状をさまざまな機械や器具を使って、緩和、あるいは安定維持させることがあり、一般に「医療処置」と呼ばれています。在宅療養では、気管カニューレ(呼吸)、経鼻チューブ、胃瘻チューブ(栄養)、尿道または膀胱カテーテル(排泄)などが挿入されている場合があります。また、持続点滴や吸引器、酸素濃縮器、人工呼吸器などの機械を利用している場合もあります。これらは、いずれも障害の代替、症状を安定化するために装着しているので、正しく動いている時には介護上の問題はありません。各カテーテルやチューブは、介護中、抜けないように留意します。余裕をもたせた固定法などあらかじめ決めておきます。

　経管栄養の実施中は、流動食を入れ始めた時は具合が悪くないか確認します。「むせ」や嘔吐があったら直ちに中止し、医療に対応してもらいます。チューブが詰まったら、脱水症状が起こらないうちに対応してもらいます。気管カニューレ挿入中は、定期的に痰や分泌物を吸引器で吸引することが必要です。

　経管栄養や吸引は医療行為ですが、平成24年より登録研修機関においてたんの吸引等の研修（喀痰吸引等研修）を受講し、認定特定行為業務従事者となった介護職は決められた範囲の行為を必要に応じて実施できるようになりました。これによって、医療が必要な方の生活を支えることがよりしやすくなったといえますが、あくまでも安定した状態についての行為であり、医療関係者との連携体制を密にして、異常時の連絡、対応が速やかになされる体制が必要です。特に、人工呼吸器を装着している難病患者では、人工呼吸器のトラブルは命とりになりかねません。緊急時対応として事前に話し合っておくことが必要です。家族が行うことをヘルパーがどこまで行うかなど、実際には迷うことがあります。関係機関との調整会議や連絡会で十分に役割分担を確認し、対応方法について共有しておきます。

6 保健・医療・福祉との連携

　難病患者への支援は、前述したように、さまざまな専門職種がチームを作って患者のQOLを向上することが求められ、これを多専門職種（Multi-disciplinary team、MDT）ケアといいます。難病のように長期にわたり保健・医療・福祉の支援を必要とする方には、チームケアが欠かせません。多専門職種ケアにおけるホームヘルパーは、身体介護や家事援助という患者の生活に最も近い部分を支える重要な役割を担っています。他の職種の役割を充分に理解し、連携しながらケアにあたることが必要です。それには、ケアカンファレンスや連絡会とよばれるミーティングで一同に介す顔のみえる関係づくりや、患者本人、コーディネーター・キーパーソンを核とした連絡体制づくりが重要です。

　一般に、関係機関が増えるほど連絡調整には手間や困難をきたすともいえます。さらに、難病患者へのケアでは、介護保険、障害者総合支援法などさまざまな制度によって多専門職種ケアチームを構成するため、余計に複雑な場合もあります。同じ職種であっても、事業所間での方針の違いということもあるかもしれません。だからこそ、話し合いの場が必要です。通常、介護支援専門員やキーパーソンに、その調整役割が求められますが、チームの一員として気づいたことや困ったことを積極的に発信できるとよいでしょう。

〇参考文献
- 難病患者等ホームヘルパー養成研修テキスト　改訂第8版　社会保険出版社

第3章
難病の基礎知識 II

1　難病疾患の理解とホームヘルプサービス

　難病の定義は、「発病の機構が明らかでなく、かつ治療法が確立していない希少な疾病であって、その疾病にかかることにより長期にわたり療養を必要とすることとなるもの」です。このような病気であるからこそ、国は治療法の開発を含め調査・研究をすすめ、経済的な支援をしています。また、医学的な課題だけでなく、患者と家族の生活を守るためにも、国は福祉サービスの充実、保健行政など公的な支援など、医療と福祉による総合的な支援のしくみをつくってきました。

1）身体の状態に合わせて活動を支える

　難病は、定義の通り、治療法が未確立であることから完治することが難しく、長期にわたってその症状を抱えながら生活することが必要となります。症状は、よくなったり悪くなったりと変動を繰り返す病気もあれば、進行性に悪化していく病気もあります。「昨日できていたことが、今日は難しい。つらい」ということもあります。

　同じホームヘルプサービスの中でも、加齢によって日常生活動作が難しくなっている人や、一定の固定化した症状（障害）のある人を支えることに比べると、その日その時の症状の範囲や程度を見極める能力が求められます。他者からは見えにくい症状やその微妙な変化に対する対応が必要になります。単に、「できること・できないこと」を目で見て判断して、活動を支えるだけではなく、目に見えにくい「つらいこと・つらくなりそうなこと」を感じて活動を支えることが大切です。特に、身体の状態については、専門的な医療の知識をもった医師や看護師などの医療職との連携を密にもって、ともに支援していけることが重要です。

2）気持ちを理解する・寄り添う

　また、先の見通しが不安定な病気を抱えての療養生活が長期にわたることによって、精神的にも不安や抑うつなどを抱えることがあります。生活をしていく中で「ちょっと前までできていたことができなくなった」と、段階的に症状の進行を自覚しなければならず、その都度、病気を受け入れていかなければならないこともあります。時に、気持ちのコントロールがうまくできなくて焦ったり、苛立ったりしてしまうこともあります。病気をもちながら就業・就学など社会生活を続けている人、自分や家族の結婚や出産などライフイベントのことで悩みがある人、家族への負担で悩む人、介護負担で疲労している家族。

　難病のホームヘルプでは、長期にわたって気持ちが揺れながら経過していく人に対して、ゆっくりと話を聴いたり、必要に応じて医療職に相談するなどして信頼関係を築きながら寄り添う支援・姿勢が大切です。

　難病のホームヘルプは、難病をかかえながら生活する患者の尊厳のある暮らしをまもり、

第3章 難病の基礎知識 II

その人らしい生活の質（QOL）を維持するよう支援します。この理念は、介護の基本と変わりません。一方で、難病という病気で揺らぐ心身の状態に応じて、その人らしい生活を本人・家族とともにまもるためには、特有の知識と技術を習得することも必要です。生活の質（QOL）を維持・向上し、病気を抱えながらも豊かな生活を実現できるように支援していくことが期待されています。

2 神経・筋疾患及び骨・関節系疾患

1）疾患群に特徴的な症状・治療

前節ホームヘルプに必要な症状の理解で示したように、神経・筋疾患には、難病の症状のすべてが当てはまると言っても過言ではありません。神経は、人間の機能を司る司令塔と電線のようにも例えられ、司令塔（脳）とその伝達経路のどこかに障害を受けることで、その司令内容が届かないことや誤作動が起きてしまいます。それは、神経がはりめぐされている身体全体で起こりうるからだといえます。また、司令に基づく実行部隊である筋肉や骨・関節に問題があっても、司令を正しく実行することはできません。

数多くの神経・筋疾患、骨・関節系疾患の一つ一つを理解することは、名前を覚えるだけでも容易なことではありません。

大まかに、司令塔（脳）の問題、伝達経路（脊髄や神経）の問題、実行部隊（筋、骨・関節系）の問題に大別するとイメージが持ちやすいといえます。

例えば、身体を動かすということを例にして、みてみましょう。

司令塔（脳）の問題の代表選手は、**パーキンソン病**です。大脳の黒質というところにあるドーパミンという物質が足りなくなるために、スムーズな身体の動きに対する司令がうまくいかず、ふるえたり、動けなくなったり、固まったりします。足りない物質が分かっているために、それを薬で補充したり、その部位を刺激することで、正しい司令を出すことが可能になります。

おなじ司令塔でも、司令の調整役部分の障害が、**脊髄小脳変性症**や**多系統萎縮症**になります。小脳は、身体を動かす司令に対し、バランスや協調に対する司令を追加しますが、そこがうまくいかないために、バランスを欠いた動きになり、転倒し易くなります。

伝達経路（神経）の問題で、有名なのが**筋萎縮性側索硬化症（ALS）**や**脊髄性筋萎縮症（SMA）**です。ALSでは運動神経が、SMAでは脊髄が障害を受けるため、動かす司令が伝わらず、「動かない」ということになります。現在のところ、伝達経路を修復する方法がなく、治療法がありません。

同じ、伝達経路の障害でも、**多発性硬化症**のように、ミエリンとよばれる神経の保護膜のようなものの障害（脱髄とよばれます）とわかっている疾患に対しては、脱髄に対する治療

によって、症状が良くなる場合があります。

実行部隊の障害では、**筋ジストロフィー**が有名です。筋肉にあるジストロフィンという物質が足りないために、司令の伝達ができても、実行（動かす）事が出来なくなります。

また、骨・関節系の**後縦靭帯骨化症**では、脊椎部分の変形により、近くを通る神経を圧迫するために、動かしにくいことに加えて、しびれなどの症状も出ます。

このように、同じ動かないという症状であっても、その原因はさまざまであり、一時的に症状を改善する治療法がある病気とない病気があります。

2）経過（進行）に伴う生活障害

神経・筋疾患、骨・関節系疾患では、原因がさまざまありますが、その生活障害は図に示すように筋萎縮から生じることがほとんどです。どこの部位の筋の障害を受けるかによって、症状と障害が決まります（図3-1）。大脳など中枢神経系の障害を受ける疾患では、加えて、認知、精神面や不随意運動など、動かないこと以外の生活障害が多彩に生じます。

図 3-1　筋萎縮とその生活障害

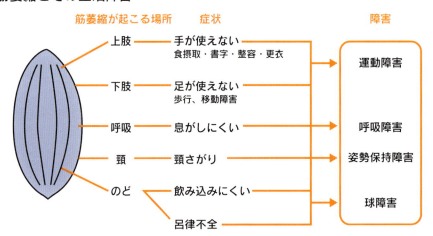

これまで、難病の症状がさまざまであることをみてきたように、その経過や進行も、一人として同じ人がいないというくらい異なります。そうはいっても、疾患や状態によって、似た経過を辿るため、私たちは、一人一人の難病患者への支援を通じて、その相違点から多くを学ぶことができます。

これら、神経・筋、骨・関節系疾患の経過や進行には、大まかに、**①急速進行、②緩徐進行、③寛解・再燃の繰り返し**のパターンに分けられます。

①急速進行は、司令塔（大脳）の疾患のうち、炎症や感染を伴うものに多くみられます。**プリオン病**という正常プリオンたんぱくが異常プリオンたんぱくに変化して、脳に蓄積され、急速に障害をきたすものがあり、会社勤めをしていた方が発症から数日のうちに、寝たきりになってしまう場合すらあります。風邪かな？　と思っていたら、突然呼吸が苦しくなって、

救急受診、人工呼吸が必要となるような状態になってしまう病気には、**慢性炎症性脱髄性多発神経炎**（CIDP）の初発であったりします。このほかにも、**もやもや病**という原因不明の脳血管閉塞症、「昨日できていたことが今日できなくなる」という**ALS**も、急速進行といえるでしょう。さらに、小児期に発症して、副腎不全や中枢神経の障害を起こす**副腎白質ジストロフィ**も、「あんなに元気だった子供があっという間に寝たきりになってしまった」ということもあります。ほとんどの神経疾患は、急速進行型といえるでしょう。このため、進行に合わせた生活障害への介助が必要になります。

　実は、「進行に合わせた介助」とは、「言うが易し、行うは難し」でもあります。例えば、付き添い歩行でトイレ介助をしていましたが、いつしか歩くことができず車いすとなり、次第に車いすに移乗することも難しくなり、ポータブルトイレまたは床上での排泄介助になることがあります。これは、身体の障害の進行に応じて、手段を変更している例にすぎませんが、簡単に手段を変更できる方は多くありません。進行が早いため、患者本人も悩み、葛藤の中にいることが多く、介護方法の変更に気持ちが追いつかないこともしばしば起こりえます。患者にとって、介護方法の変更は病気の進行を目の当たりにすることでもあるのです。このため、首が座らずトイレに自力で座るのが無理な状態であっても、「排泄はトイレで行いたい」という主張を変えない場合もあります。これを単にわがままととるのではなく、病気の進行に対する葛藤の一つであるととらえることも必要です。そのままでは、転倒の危険が大きいことも踏まえ、チームで本人の葛藤を受け止め、たとえば二人介助にすることや、姿勢保持装置の導入など、できる限り諦めない姿勢が大切です。急速進行の患者に対しての身体介護は、精神面への介護に通じる点が大きな特徴といえます。

　②**緩徐進行**には、**パーキンソン病**や**大脳皮質基底核変性症**、**ハンチントン病**、**シャルコーマリートゥース病**、**多系統萎縮症**、**脊髄小脳変性症**、**ミオパチー**、**ジストニア**、**前頭側頭変性症**などの神経疾患や**黄色靭帯骨化症**、**後縦靭帯骨化症**、**広汎脊柱管狭窄症**などの骨・関節系疾患が含まれます。病気によって生じる生活障害に対する介護が必要な点は変わりません。経過が慢性的に長期化することが特徴といえます。そのため、できる限り現状を維持できるようなかかわりが大切となります。

　例えば、食事介助の場面では、力が入りにくい側の柄が大きくなったスプーンなど、自助具などの、やりやすくする工夫をした道具を積極的に活用したり、経過の中で「その人なりのやりやすさ」が確立されている場合も多いので、それを覚えることなども有効でしょう。急速進行のように、絶えず介護方法の変更を要するとは、限りませんが、緩徐進行では、「慣れ」が生じ、知らず知らずのうちに無理をしているということもありえますので、生活動作のしやすさについて自覚的な症状のみならず日々の観察から、介護方法の変更について気づけるようになることも必要といえます。

　③**寛解・再燃の繰り返し**とは、良くなったり悪くなったりを繰り返しながら進行するという意味であり、**重症筋無力症**、**多発性硬化症**などのいわゆる治療方法がある病気があてはまります。**重症筋無力症**は、神経と筋肉のちょうどつなぎ目の障害により筋肉が動かなくなる

病気ですが、易疲労性、日内変動があります。筋力を改善する薬や、胸腺除去、免疫抑制などの治療により、良い状態を保つことが可能です。ストレスや感染が悪化の原因になることが分かっているので、疲れをためない日常生活の過ごし方の工夫が必要です。**多発性硬化症**は、視力障害や感覚障害をきたすこともあります。こちらも、寛解期、再燃期にそれぞれの治療法があり、症状を和らげたり悪化を予防することが可能です。

　寛解・再燃を繰り返す病気は、当然のことながら、その状態によって生活障害が異なるということが特徴です。つまり、その介護方法も寛解期と再燃期では異なります。寛解・再燃を繰り返す病気は比較的若い壮年期等の発症が多いため、「自分のことは自分で」という意識が高い場合もあります。セルフケアを主眼におきながら、足りない部分を補うような介護が必要です。また、多くの再燃のきっかけは、ストレスや過労、感染等といわれます。日常生活で留意することによって再燃を予防したり、予測して早期の対応をすることが可能となります。さらに、進行を抑制するための薬の副作用には、感染にかかりやすくなってしまうことがあるため注意します。

　大まかに、3パターンを辿りましたが、同じ病気であっても、急速進行しているとき、ゆっくりになった時などの違いはありますので、病気の名前で分類をすることは難しいことも理解の上、介護上の参考にしましょう。また、今回新しく指定難病に先天性や小児期発症の病気が多く含まれました。進行の仕方は3パターンに該当しますが、小児が病気になるということは親を含めた家族への介護も同時に必要になることを意味します。親の子どもに対する思いや価値観などを理解した上での介護が必要といえます。

3）介護支援上の留意点

　神経・筋、骨・関節系疾患では、運動障害が主体となる場合、あらゆる生活活動を自ら行うことが難しくなります。さらに、一般に治療効果が上がらず時とともに臥床を余儀なくされるため、介護負担が非常に高くなります。このため、ホームヘルパーにとっては介護ニーズが見えやすく、不足したADLへの介護によってQOLの向上を図るという目標に向かうことができ、ある意味においてわかりやすいともいえます。

　一方、これまでみてきたように、司令塔である脳への障害が起こると、感覚障害や不随意運動、認知や精神面での障害など、多種多様な症状が起こります。これらの未知な症状への対応や、さらに進行性であることから、患者自身の葛藤や悩みなど、ホームヘルパー自身も悩み、どうしたら良いかわからなくなることも起こるかもしれません。患者に一番身近な存在であるからこその悩みともいえるでしょう。そのようなときは、「相談できる先」を考えます。同じ事業所内、そして患者を囲むチーム内で普段から情報共有に努め、一人ではないことを確認します。同時に、「困っているのは誰か？」ということを冷静に振り返ると良いでしょう。往々にして、「困っている」はずの患者本人は困っていない場合もあります。関わる関係者が増えれば増えるほど、早とちりや空回りという場合も起こりえます。患者の身近な存在としてのホームヘルパーは「いつもと変わりないか」を観察して、異変を感知したらチームに知らせるという役割を担います。

　また、進行性であっても今できることを最大限行うという視点が大切です。特に、廃用性

症候群といって使わない筋や関節は簡単に硬くなってしまったりします。そうすると、余計に介護しにくくなったり、風邪を引きやすくなったりといった悪循環に陥ってしまいます。普段から他動的にも動かし、筋や関節を柔らかく保つように心がけておきましょう。

　神経・筋、骨関節系疾患の介護をマスターすれば、他の介護が怖くなくなる、そのくらいやりがいのある介護であることは、間違いありません。

〇参考文献
- 難病患者等ホームヘルパー養成研修テキスト　改訂第8版　社会保険出版社
- 川村佐和子監修、中山優季編集：ナーシングアプローチ、難病看護-すべての看護の原点として　桐書房2014

3　膠原病・免疫系疾患

1) 疾患群に特徴的な症状・治療

　私たちの身体はさまざまな細胞が結合してできていて、その細胞同士をつないでいる結合組織の炎症によって起こる多臓器障害の総称が膠原病です。結合組織は血管や皮膚、筋肉、関節など全身に分布していて、身体を支える役割を担っています。本来なら異物から身体を守るはずの免疫システムが正常に働かずに、自分の身体を攻撃する抗体をつくってしまうことが原因とも考えられているために自己免疫疾患とも呼ばれています。

　主な症状は、発熱や全身倦怠感、湿疹などの皮膚症状、関節の痛みなどで、経過は長期にわたり、増悪と寛解を繰り返すことが多いです。

　例えば、**全身性エリテマトーデス**は10～30歳代の女性に多い病気で、膠原病の中でも著しく全身の臓器を侵し、発熱やだるさなどの全身症状、特徴的な発疹（蝶形紅斑）や光過敏症、口内炎、関節の痛み、腎炎などの症状があります。蝶形紅斑は頬にできる赤い発疹で、蝶が羽を広げている形をしているのでそう呼ばれています。強い紫外線にあたった後に、皮膚に赤い発疹や水膨れが出る人がいます。治療はステロイド剤中心の薬物療法が中心となります。

　シェーグレン症候群は、唾液腺や涙腺に炎症が起こるために、唾液・涙の量が減り、口腔や眼が乾燥するなどの症状が主となる自己免疫疾患です。30歳～50歳で女性に多い病気で、関節リウマチや**全身性エリテマトーデス**などの膠原病と同時に合併することがあり、続発性シェーグレン症候群と呼ばれています。その他にも、関節痛やレイノー現象（指の血管が縮んで指が白くなったり、紫色になったりする状態）などの症状があります。治療は、症状に対する対処が中心となります。眼の乾燥に対しては、人工涙液の点眼やドライアイ保護用の眼鏡、口腔内の乾燥に対しては、薬剤の内服や人工唾液を使用することもあります。

　ベーチェット病は、ウイルスや環境汚染物質などの外的要因と何らかの内的要因が複雑に

組み合わさって免疫反応に異常が起こって発症する病気です。20〜40歳頃が好発年齢で、男女に差はありません。症状は、口腔粘膜の再発性アフタ性潰瘍（口内炎）、外陰部潰瘍、皮膚症状（下腿から足首に赤く腫れる発疹）、眼症状が主な症状です。口腔粘膜の再発性アフタ性潰瘍は、約1週間で治りますが、2〜3週間ごとに再発を繰り返します。眼症状としては、眼の痛み、充血、視力障害をきたします。自然に回復しますが、再発を繰り返し徐々に視力が低下し失明にいたることがあります。症状が多岐にわたるので、その病状や重症度に応じて治療を行います。皮膚症状や関節炎、軽症の眼症状には内服薬、眼の症状ではステロイドの点眼薬、皮膚症状にはステロイド軟膏を使用します。失明の恐れがある重篤な眼症状には免疫抑制剤を使用することもあります。

　このように、膠原病・免疫系疾患では、全身のさまざまな部分に症状があり、再発や寛解を繰り返します。各所の症状や苦痛を和らげるための薬物療法（内服のみではなく、点眼や軟膏）を組み合わせて治療をしていることが多く、日々の症状の変化を観察・把握しておくことが必要です。

2）経過（進行）に伴う生活障害

　膠原病・免疫系疾患のほとんどは、症状の寛解と再発を繰り返し慢性的な経過をたどります。症状の中には重症化するものもありますが、ほとんどは生命予後に影響しません。症状の再発予防が鍵となりますが、ストレスや過労が症状を悪化させる要因となりうることも共通しています。症状の再発は日常生活（仕事や学業など）に大いに影響しますし、それがまた大きなストレスになります。本人の自己管理とともに、周囲の理解とサポートが必要となります。

3）介護支援上の留意点

〈病気を悪化、再発させないために〉

　できるだけ良い状態を保つためには、ストレスや過労に気をつける必要があります。疲れが激しい、微熱がある、身体がだるいといった症状がある場合には安静にして身体を休めることが大切です。日光過敏症のある方は、外出時できるだけ肌の露出を避ける必要がありますので、帽子や日傘など紫外線対策をしましょう。紫外線が強い海や山へ行く場合はより注意が必要です。季節の変わり目や寒冷時期、風邪をひいた後などは症状が悪化する場合もあるので体調管理は大切です。

〈ステロイド薬の影響〉

　前述のとおり、膠原病・免疫系の病気ではステロイド薬を服用することが多くあります。ステロイド薬を服用すると、食欲が増して肥満となったり糖尿病になることがあります。食事の量に注意し、糖質の多い高カロリー食は控えて、栄養のバランスがとれた食事摂取を心がけなければなりません。また、骨粗鬆症をきたしやすいのでカルシウム（牛乳や小魚など）を多く摂取することが大切でしょう。ステロイド薬を内服している方は感染しやすい状態になりますので、人ごみへの外出などには注意が必要です。マスクや手洗いなど

予防を心がけましょう。また、ステロイド薬は急な中断はかえって身体に悪い影響を及ぼすこともあるため、医師の処方通りきちんと内服することが大切です。

〈食事について〉

全身性エリテマトーデスでは、腎臓に症状をきたすこともあり（ループス腎炎）その程度によって食事療法が必要となります。症状によっては塩分やたんぱく質を制限する必要があることもあり、主治医や栄養士と相談しながら毎日の食事に注意を払う必要があります。**シェーングレン症候群**では口腔内の唾液分泌が低下しているため、乾燥した固形食品は食べにくいこともあります。食事形態は軟らかいものにするなど工夫が必要となります。

〈口腔内の清潔を保持する〉

口腔内に病変をきたす病気では、虫歯になりやすいので予防が必要です。毎食後の口腔ケアに介助が必要な場合は、口腔内に食物残渣がないか等をチェックします。症状として口腔内の乾燥が著しい場合には保湿剤などの使用も検討します。

4 消化器系疾患

1）疾患群に特徴的な症状・治療

消化器系は、口から摂取した食べ物を消化して吸収する消化管（口腔・食道・小腸・大腸・肛門）と、消化を助ける消化液を分泌あるいは貯蔵する肝臓、胆嚢、膵臓から成り立っています。消化器系は、私たちが生きていく上で必要なエネルギーや体をつくるために必要な成分を得ている重要な器官です。消化器系の難病はその過程に障害を及ぼすため、症状は悪心、嘔吐、下痢（血便）といった消化器症状を伴うものが多いのが特徴的です。

例えば、**潰瘍性大腸炎**は、指定難病の疾患の中で患者数が最も多く14万人を超えています。30歳以下の成人に多いとされていますが、小児や50歳以上の年齢層にもみられます。**潰瘍性大腸炎**は、腸内で身体によいものを吸収して病原菌などの悪いものを排除するというはたらきに異常をきたして、大腸の粘膜に潰瘍ができ、炎症がつづく病気です。その腸管の炎症の状態により、症状が活動期と緩解期に分けられます。主な症状は、発熱・全身倦怠感・腹痛・下痢（下痢から血性下痢、粘血便と続く）などで、症状が増悪すると、1日10回以上持続して粘血便が続きます。治療は、活動期の大腸の炎症を抑える薬物療法（ステロイド薬を併用することもある）を行います。重症例には手術療法が検討されることもあります。また、炎症のない状態（寛解期）を長く維持するために内服薬を長期に継続して服用することが必要です。

もう一つ、患者数の多い消化器系の難病として、**クローン病**があります。

患者数は４万人程度で20歳前後の若年者に多いのが特徴です。口から肛門の消化管のあらゆる部位に、慢性の炎症や潰瘍が起こる炎症性の腸疾患です。**潰瘍性大腸炎**は炎症が粘膜層に限局していますが、**クローン病**は炎症が全層にわたるので、重症化すると腸管が狭窄（きょうさく）したり、瘻孔（ろうこう）ができたりします。主な症状は、発熱・腹痛・下痢（血便はまれ）・痔ろうなどです。治療は、炎症を抑えながら緩解状態を保てるように栄養状態を維持します。腸の安静をはかるために、口からの食事を控えて経腸栄養療法という方法を用いたり、重症例では絶食として中心静脈栄養法（点滴）となることがあります。潰瘍性大腸炎と同様に、薬物療法（ステロイド薬を用いることもある）や、症状によっては手術を必要とすることもあります。

2）経過（進行）に伴う生活障害

　潰瘍性大腸炎や**クローン病**では、多くの人に症状の改善や寛解が認められますが、再発する場合も多く、寛解と再発を繰り返し慢性的な経過をたどります。再発時には、症状の出現により日常生活に支障をきたし、入院を余儀なくされる人もいます。寛解と再発の繰り返しにより、身体的な苦痛（腹痛や下痢）のみならず、精神的な苦痛も伴うこととなります。社会的活動にも支障をきたすこととなり、周囲の人の病気に対する理解が必要です。

〈安静が必要〉

　消化管の炎症による症状により、発熱や全身倦怠感が出現します。日常生活では安静が必要となります。疲労しやすい状況にあり、さまざまな日常生活行為に支障をきたす可能性があります。

〈頻回な排便〉

　１日に何回もトイレに通い、下痢は夜間も続くことがあります。日常生活に支障をきたし、睡眠もとれずに体の疲労度も増します。ひどいときはポータブルトイレの使用なども検討します。潰瘍性大腸炎では、頻回な下痢や粘血便により肛門周囲の粘膜や皮膚がただれたり、傷つきやすい状態となります。

〈食事の影響〉

　摂取する食事により、症状が悪化することがあります。個々によって日常生活で摂取する食事に制限があり、自己でコントロールすることも必要です。

3）介護支援上の留意点

〈ストレスのない生活をおくる〉

　潰瘍性大腸炎・クローン病では、寛解期の時期をできるだけ長く保つことが大切です。日常生活では、規則正しい生活や食生活など心がけることが必要となります。しかし、あまり神経質になりすぎて、かえってストレスをためることがあるならば、それはよくありません。ストレスから症状が悪化することが多いといわれていますので、適宜、気分転換やストレス発散できる方法を見つけることが大切です。がんばりすぎたり、無理しすぎな

第3章　難病の基礎知識 II

いよう、気付いたら声をかけてあげるとよいでしょう。

〈食事について〉

　日常生活の中で、食事に気をつける必要があります。特に**クローン病**では寛解期である日常から腸の安静を保つことが大切です。食事は高エネルギー・低脂肪・低残渣食が良いとされています。脂肪は、消化時間が長いため、消化障害がある**クローン病**では制限が必要です。また腸管の炎症を亢進させる場合もあり、摂取量を検討する必要があります。低残渣食とは、消化管への負担を減らすための食事です。食物繊維は腸の活動を活発にし、腸に刺激を与えるので症状悪化時は制限する必要があります。特に腸が狭窄している症状がある人には避けるべき食品です。（腸閉塞をおこす危険性があります）食べても問題ない食品や食べて症状が悪化した食品などには個人差がありますので、患者によって食べられるもの・食べられないものを把握しておく必要があります。香辛料やアルコール、炭酸飲料やカフェインは腸を刺激し下痢をしやすくしますので、注意が必要です。下痢などの症状があるときには特に注意が必要で、外食はできるだけ避け、食べられる食品を適量食べることを心がけることが必要です。

〈排便時の対応〉

　症状がひどいときは、1日に何回もトイレに通います。症状の苦痛とともに羞恥心も伴いますので、配慮が必要です。頻回な下痢や粘血便で粘膜・皮膚障害をきたさないよう清潔に保つことも大切です。排便後はやさしく洗浄し刺激とならないよう清拭するよう説明します。ステロイドを内服している方は易感染状態にあるため、肛門周囲の感染予防に努めます。

5　内分泌・代謝系疾患

1）疾患群に特徴的な症状・治療

〈代謝系疾患〉

　私たちは生命を維持するために必要な栄養素（糖質、脂質、蛋白質、ビタミン、ミネラル）を摂取します。その栄養素を消化して酵素と呼ばれる成分で分解、合成し、体内で活用しやすい栄養素やエネルギー源へと変換するしくみを代謝といいます。代謝は身体に必要な成分を作り出したり、身体に不要な有害物資を排泄したりする役割を果たしています。代謝には、糖代謝、脂質代謝、蛋白質代謝など栄養素ごとに分かれており、その過程で障害が起こることを代謝異常といいます。代謝異常には、遺伝子の異常が原因となる先天性代謝異常もあります。

例えば、脂質代謝の異常で生まれつき血液中の悪玉コレステロール（LDL）が異常に増えてしまう病気として、**家族性高コレステロール血症**があります。脂質の蓄積によって動脈硬化をきたします。金属代謝異常の病気の一つには、体内に銅が蓄積し、脳、肝臓、腎臓、眼などが侵される先天性銅代謝異常の病気として**ウィルソン病**があります。金属の蓄積によって、肝障害や神経症状・精神症状をきたすこともあります。

治療は、不足する成分を補ったり、蓄積する成分を制限する食事療法や、薬物療法が中心になります。

〈内分泌疾患〉

私たちの身体を作り上げるためには、正常な代謝機能を保つことが必要です。身体には各臓器に内分泌代謝のはたらきがあり、内分泌代謝はホルモンを介してそれぞれの作用が発揮されています。ホルモンを作り出し分泌している臓器は全身に存在しています。その臓器が障害され、ホルモン分泌の異常が起こる、またはホルモン作用の異常が起こった状態が内分泌異常です。

例えば、コルチゾールというホルモンの慢性的な過剰分泌が起こる病気の一つに**クッシング病**があります。下垂体に腫瘍ができることでコルチゾールが過剰に分泌されて、中心性肥満（手足はやせているが、体は太っている）や、満月様顔貌（満月のような丸みを帯びた顔）などの症状が起こります。治療は、下垂体にできている腫瘍を取り除く手術や、ホルモンを抑制する薬物療法をします。

また、甲状腺（のどぼとけの下）でつくられる甲状腺ホルモンは、血液の流れに乗って心臓や肝臓など全身の新陳代謝を盛んにするなど大切なはたらきをしています。血液中にあるこのホルモンが十分にはたらかなくなる病気に**甲状腺ホルモン不応症**があります。ホルモンが多すぎると、暑がりになり汗をかいて、動悸が起こったりします。一方、ホルモンが少なくなると、寒がりになって皮膚が乾燥するなどの症状がでます。また、甲状腺ホルモンは脳の発達にも重要で、知能発達遅延などの障害を引き起こすこともあります。この病気は、治療を受けなくても正常の人と変わりない生活を送ることができますが、頻脈の症状がある方はそれを抑える薬を内服する必要があります。

このように、＜内分泌・代謝系疾患＞の病気では、人間が生きていく上で重要な体の成分を調整するはたらきに障害が起こります。体内で起こる微妙な変化が体調に影響を与えることが特徴ですが、他者からはみえにくい変化ですので十分な注意が必要です。

2）経過（進行）に伴う生活障害

代謝異常疾患では、完治するための治療は開発されていないため慢性的な経過をたどり、生涯にわたって病気や症状とつき合っていかなくてはなりません。各臓器症状に応じた治療（薬物）が適切に行われることが、全身状態の改善に重要です。

内分泌疾患では、薬の服用により必要なホルモンを補充、または抑制することを生涯にわたって継続することにより、健常者と同じように日常生活を営むことが可能です。中には、内服をせず無治療の人もいます。しかし、経過とともに重篤な症状（肝不全や動脈硬化など）

を患う人もおり、予後に影響を与えることもあります。

3）介護支援上の留意点

各代謝、各臓器の障害により症状は多彩であり、それぞれの疾患に合わせた日常生活を支えることが大切です。

〈食事管理〉

動脈硬化予防では、脂肪やコレステロールを制限する必要があります。動物性脂肪はコレステロールを多く含みますので、肉や鶏卵、バター、ラードなどは注意が必要です。植物由来の食品を選び、魚や海藻などよく摂取すると良いでしょう。**ウィルソン病**では銅の制限として、貝や甲殻類、レバー、きのこ類やチョコレートなどを避けるよう心がけます。

〈骨粗鬆症の予防〉

筋力低下による転倒や骨折がないよう、十分に注意する必要があります。

〈感染予防〉

風邪やインフルエンザの流行時期にはなるべく人ごみを避けるような対処が必要です。

〈生活習慣病の予防〉

高血圧や糖尿病といった生活習慣病を併発する人もいます。食事に気をつけるとともに、適度な運動も行うことをすすめることも大切です。規則正しい生活を心がけ、心身ともにストレスをためない生活を支援することが大切です。

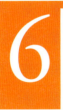

6 呼吸器系疾患

1）疾患群に特徴的な症状・治療

呼吸器では、体内に酸素を取り込み、肺から全身に酸素を送り込むはたらきをしています。肺から取り込んだ酸素を心臓に一度戻し、血液を通して酸素を全身に送り込んでいます。呼吸器系の難病とは、気管・気管支・肺などにさまざまな原因によって障害が起こる病気です。

例えば、**サルコイドーシス**という病気は、身体のさまざまな器官（肺、心臓、肝臓、涙腺、皮膚、筋肉など全身）の細胞に肉芽腫（肉のかたまりで、悪性腫瘍とは異なる）ができる病気です。肺の症状が最も多くみられ、無症状であれば自然経過を見守りますが、進行によっては呼吸困難が生じます。障害が起こる器官によっては、視力や聴力の低下、リンパ線の腫れなどが起こり、心臓、神経や皮膚など症状に関してはそれぞれに応じた治療を開始します。

また、呼吸器官の中でも、肺の奥にある肺胞に炎症や損傷がおこることによって、肺胞の壁が厚く硬くなりガス交換（酸素と二酸化炭素の交換）がうまくできなくなる病気を間質性肺炎といい、原因が特定できない病気を**特発性間質性肺炎**といいます。労作時（歩いたり、階段を上ったりした時）の呼吸困難や乾いた咳などが症状で、かぜや肺炎などを契機に、短期間で急激な症状の悪化をきたすことがあります。病気の進行をできるだけ遅くし、症状をできるだけ少なくする治療が中心になります。症状が出現している場合には、ステロイド薬の内服をします。

　血液の流れによって酸素が全身送られるためには、心臓からいったん肺を経由して、ここで酸素を血液に取り込んでから、再度心臓に戻って全身に送られます。この心臓から肺に血液を送るための血管を「肺動脈」といいます。この肺動脈の圧力が異常に上昇するのが**肺動脈性肺高血圧症**です。軽度の肺高血圧では症状は出現しにくいのですが、高度になると労作時の呼吸困難や息切れ、動悸、胸痛、更に進行すると心不全の症状がでてきます。肺の血管を拡げたり、心臓を助ける薬で治療したり、酸素療法を行うこともあります。

　このように、呼吸器系の病気では、呼吸の症状のほかに心臓など生命の維持に直結する症状を引き起こす可能性もあります。特に、呼吸の苦しさは自覚的なものであり、他者がみて変化に気づきにくいこともありますので、負担をかけないよう日ごろから状態を観察して把握しておくことが重要です。

2）経過（進行）に伴う生活障害

　サルコイドーシスでは無症状の場合、治療しないで経過を見守りますが、臓器の障害によっては日常生活に支障をきたす症状が現れたり、生命予後に影響する症状が出現します。眼の症状では視野が狭くなるなどの視力障害が生じ、日常生活で煩わしさが伴います。皮膚の症状では顔に皮疹ができることにより美容面において悩む人もいるかもしれません。肺の症状や心臓の症状では生命予後に影響を及ぼすことがあり、治療（内服）が余儀なくされ、長期的な管理が必要となります。

　肺動脈性肺高血圧症は、適切な治療が受けられなかった場合、心臓に負担がかかり、全身に血液が送れなくなり、酸素が全身に回らなくなる結果、労作時の呼吸困難が生じるようになります。症状の進行は個人差があり、どのような経過をたどるかは予測がつきませんが、生命を脅かす症状になりかねず、注意が必要です。労作時の呼吸困難は、通常の日常生活を営むことが難しくなりますので、さまざまな制限が生じることとなります。

3）介護支援上の留意点

〈労作時の呼吸困難〉

　労作時に呼吸困難を感じると、日常生活に支障をきたします。活動に応じた介助が必要となります。入浴や食事動作も疲れやすくなりますので、時間をかけずに行えるよう介助に工夫が必要です。食事に関しては内容や回数を工夫し、1日に必要なカロリーが摂取できるよう支援することが大切です。呼吸困難を感じていると、不安や恐怖を抱くことも多くなります。介助者の接する態度にも配慮することが求められます。

〈感染症に注意〉

　呼吸困難など肺の症状が出現している方は、風邪やインフルエンザなどで症状を悪化させてしまう可能性があります。人ごみへ出る時には注意が必要です。必要時以外の外出は避けた方が良いでしょう。また、介助に入る際にも、介助者が感染源とならないよう、介助者も手洗い・うがい、マスク装着などをこころがけましょう。

〈在宅酸素療法（HOT）について〉

　在宅酸素療法は体の中に酸素を十分に取り込めない人に対して、長期に渡り自宅で酸素吸入をする治療法です。労作時の呼吸困難はHOTにより改善し、トイレに行ったり入浴するなどの日常生活動作が可能となります。HOTをしている患者の介護では、火の取り扱いには十分な注意が必要です。火を使う場所（石油ストーブ、仏壇の線香、ろうそく、コンロ、マッチ、たばこなど）から2m以上離し、喫煙は厳禁となります。

〈心不全の人の介護〉

　呼吸器だけでなく心臓への負担が大きい心不全の人は、適切な服薬管理が必要となります。処方された薬が正しく服用されるよう確認が必要です。主治医から水分制限の指示がある場合があります。これは心臓に負担をかけないための指示になりますので、確実に守る必要があります。また、塩分制限がある場合もあります。過剰な塩分摂取はのどが渇きやすくもなり、水分摂取にもつながりますので、できるだけ塩分を控えた食事を心がけるようにしましょう。他の疾患と同様に、ストレスが継続し蓄積すると、心臓への悪影響が懸念されますので、日常生活でできるだけストレスを溜めないよう生活していただくことが必要です。

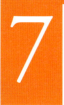

循環器系疾患

1）疾患群に特徴的な症状・治療

　循環器系の指定難病には原因によってさまざまな病気があり、心臓そのものや、心臓を動かす筋、血流を調整する弁、血管の異常による病気があります。心臓は、血液を全身に送り出すポンプの役目をしていますので、心臓に関係した異常が起こると、ポンプの働きが弱くなり、全身へきれいな血液を上手に送れない状態（心不全）になります。心臓などの働き具合により症状の現れ方は異なりますが、特徴的な症状があり、治療は未確定なため、対症療法が主になります。

(1) 特徴的な症状
〈むくみ〉
　　全身に血液がうまく送れず、溜まることから、足を中心とするむくみが現れます。そして、体重が増えます。むくみは夕方強くなり、靴がきつくなることで気づくことがあります。夜間の多尿も、初期の症状として現れます。重症になると尿量が減ります。

〈呼吸症状〉
　　呼吸困難、咳、白っぽい泡のような痰です。呼吸困難は階段の昇り降りや坂道で起こり、動悸を感じることもあります。特徴的な呼吸困難は、就寝後しばらくして現れる息苦しさです。この症状は起き上がることで軽減します。

〈全身症状〉
　　全身的な症状としてよく現れるのは疲れやすさですが、消化器症状として食欲不振、下痢や便秘、腹部膨満感も起こります。

(2) 治療
〈薬物療法〉
　　上記症状を安定させ、心臓の働きを回復させるために、下記の内服治療が行われます。
・利尿薬：余分な水分と塩分の排泄を促し、肺や手足のむくみを改善します。
・強心剤：心臓の収縮を強めて、ポンプの働きを増強します。
・血圧調整薬：血圧を調整して、心臓への負担を減らし、心臓の筋肉を保護します。

〈生活・食事療法〉
　　禁煙を含む生活習慣の改善、適度な運動、安眠、減塩、節酒、ストレスを避ける、適切な体重の管理（食事療法、水分制限、体重測定）などがあげられます。

2) 経過（進行）に伴う生活障害

　患者の病状により異なりますが、基本的に心臓に負担をかけないために、日常生活を送ることが大切です。患者は、まず自分の病気の状態についてよく理解し、毎日の体重測定、塩分や水分の制限、服薬等、病院で指示された自己管理をしっかり続けることが何よりも重要です。また、症状が悪化したときの対処法も身につけておく必要があります。

3) 介護支援上の留意点

〈内服介助〉
　　患者の症状や心臓の機能の状態に合わせて、いろいろな種類の薬が処方されます。処方された薬は、指示通りに、正しく服用するように介助しましょう。

第3章　難病の基礎知識 Ⅱ

〈食事・生活介助〉
　食事（塩分と水分）は、全身に水分をためやすくしたり、動脈硬化を進行させたりします。心臓の機能が低下している患者は特に全身に水分がたまりやすいため、心臓の負担を軽減するために、塩分と水分を制限します。制限の程度は、医師や栄養士の指示に従い、食生活を守れるよう支援しましょう。心臓の機能が弱まってくると、全身に水分がたまりやすくなり、その結果体重が急に増えてしまいます。体重は毎日だいたい決まった時間に測ることが重要です。急な体重増加に気づいたら医療職に伝えましょう。

〈排泄介助〉
　尿量や回数が減った、あるいは下痢や便秘等、いつもと違う状態がみられたら、医療職に相談します。特に便秘でいきんでしまうと、急に血圧が上がり心臓に負担をかけますので、十分に注意が必要です。冬場の部屋とトイレの温度差も、血圧の上昇や心臓への負担につながりますので、暖房や衣服で調節することも大切です。

〈入浴介助〉
　入浴時、湯船のお湯が熱すぎたり、深くつかりすぎたりすると心臓に負担がかかります。ぬるめのお湯に鎖骨の下あたりまでつかり、長湯にならないように支援しましょう。温かい部屋から急に冷えた浴室に入ると、血圧が急に上がるため危険です。入浴前には、脱衣所や浴室等を温かくするなど、安全な入浴を支えます。洗髪する時は、心臓を圧迫するような前かがみの姿勢ではなく、シャワーを使うようにしましょう。

○参考文献
- 難病情報センター　http://www.nanbyou.or.jp/entry/1360
- 小児慢性特定情報センター　http://www.shouman.jp/
- 循環器病の診断と治療に関するガイドライン（2010年度合同研究班報告）
成人先天性心疾患診療ガイドライン（2011年改訂版）2015/2/5更新版

8 血液系疾患

1）疾患群に特徴的な症状・治療

　血液は、酸素や栄養の運搬、ケガをしたときの止血、細菌やウイルスなどの病原菌の撃退など、人間が生きていくうえで欠くことのできないものです。骨髄から作られる血液は、白血球、赤血球、血小板などで構成されます。血液系の指定難病は、血液や骨髄において複数同時に障害を起こすことから、さまざまな症状があります。治療は、免疫抑制療法やステロイド療法などがあり、長期的なフォローが必要になります。

(1) 特徴的な症状
〈貧血症状〉
　全身の細胞に酸素を運ぶ働きをしている赤血球が不足または異常なため、体の細胞が酸欠状態になることで、貧血特有の症状が現れます。症状として、だるさ、動悸、息切れ、めまい、頭痛などがあります。

〈出血しやすい〉
　血液が固まる材料となる血小板の不足または異常から、材料不足により出血しやすくなります。よく見られるのは皮膚の点状出血・紫斑や鼻出血、歯肉出血などです。

〈感染しやすい〉
　体に侵入してくるウイルスや細菌の感染予防の働きをする白血球が不足または異常であるため、感染しやすい状態となる場合があります。肺炎や敗血症のような重症の細菌感染症になりやすくなります。

(2) 治療
　病気の程度により、治療内容は変わりますが、主に血液系の働きを補うための薬が用いられます。したがって、この病気の大部分は免疫が関係していると考えられているため、免疫を抑える効果があるステロイド剤などが使われます。また、貧血に対しては、血液を造る機能を補うための薬も使われます。さらに、不足する血液の成分の輸血や異常な血液成分に対して交換を行う骨髄移植が行われる場合もあります。

2) 経過（進行）に伴う生活障害

　血液系の病気は、治癒と再発を繰り返すのが特徴なため、患者の病状により経過は異なります。しかし、基本的に貧血や出血しやすい状況であるため、それに注意をした生活を送ることが大切です。したがって、患者は、貧血による転倒やふらつきなど自分の状態を知ったうえで日常生活を送ることが重要です。さらに、ふらつきや転倒などが出血しやすい状態に悪い影響を及ぼすこともあるため、日常生活のなかでの活動度を知る必要があります。なかには、感染しやすい状態となっている場合もあるため、何より自分の状態と、症状が悪化したときの対処法を身につけておく必要があります。

3) 介護支援上の留意点
〈内服介助〉
　症状や病状に合わせて、いろいろな種類の薬が処方されます。なかでも副腎皮質ステロイド剤の自己判断による服用の減量や中止は非常に危険です。処方された薬は、指示通りに、正しく服用するように介助しましょう。

〈食事・生活介助〉

　感染症により症状が悪化することがあります。したがって、患者の感染予防として、手洗いやうがいなどの支援をしましょう。さらに、介助者自らの風邪などの感染により、介助に制限が必要な場合もあります。介助者の感染予防のための手洗いやうがいなども心がけましょう。そして、生肉、生魚、生卵の摂取は避ける必要がある場合もありますので、食事介助の際には、禁止食品などに注意をした支援をすることも大切です。

〈移動・運動の介助〉

　動悸、息切れ、頭痛などの症状により日常生活においてふらつく、転倒するなど困難が生じる場合があります。このような転倒からくる打撲や出血は、この病気による出血しやすい病状をさらに悪化させる恐れもあります。事故防止の観点として、移動などの日常生活動作の介助はゆっくり行いましょう。病状により運動（活動）制限の場合もありますので、患者本人がまず自分の病状を知ることが大事です。さらに、介助の際にいつもよりふらつくことに気づいたら医療職に伝えましょう。

〈入浴介助〉

　患者の中には、寒さが病状悪化のきっかけとなる人もいます。したがって、入浴介助の際には、寒さを避け保温に努めることが大事です。さらに、出血しやすい病気の特徴もあるため、ちょっとした摩擦ででも内出血を起こすことがあります。入浴介助においては、洗髪やシャワー、シャワー浴後などでこすりすぎないようにしましょう。

○参考文献
- 難病情報センター　http://www.nanbyou.or.jp/entry/1360
- 小児慢性特定情報センター　http://www.shouman.jp/

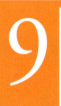

感覚器系疾患

1）疾患群に特徴的な症状・治療

　感覚器とは、通常、視覚器、平衡聴覚器、嗅覚器、味覚器、皮膚のことをいいます。感覚器系の疾患として、視覚系疾患、聴覚・平衡機能系疾患、耳鼻科系疾患に分類されました。

〈視覚系疾患〉

　視覚は光の明暗や色に関する感覚をいい、目は見るための器官です。視覚系疾患の指定難病として、**網膜色素変性症**、**アッシャー症候群**、**黄斑ジストロフィー**など、6つの病気が定められました。

視覚系疾患のうち**網膜色素変性症**は、10万人に対し18.7人の患者がいると推定されています。網膜色素変性は、眼の中で光を感じる組織である網膜に異常がみられる病気で遺伝子が変化して起きますが、実際に遺伝が認められる患者は全体の50%程度です。特徴的な3つの症状は、夜盲（暗いところでものが見えにくい）、視野狭窄（視野が狭い）、視力低下です。基本的には進行性の病気ですが、その進行はとても緩やかです。現在のところ、網膜の機能をもとの状態にしたり、進行を止めるための確立された治療法はありませんが、視力低下や視野狭窄に影響している場合は、治療により症状の改善や進行防止が期待できます。重要なことは、眼科疾患の中でも進行が遅く、長い年月はほとんど他の人と変わらない生活を送ることが可能なため、視力視野の良いうちから慌てず、正しく病気や自分の状態について知り、予測される将来に向けて準備をすること、視覚の機能が低下してきても補助器具を用いて残存する機能を有効に使い生活を工夫していくことです。

〈**聴覚・平衡機能系疾患**〉

次に、平衡聴覚器の耳は外耳、中耳、内耳の3つに分けられます。外耳と中耳は聴覚のみ、内耳は聴覚と平衡感覚の両方に関係しています。すなわち、耳は聴くことだけでなく、めまいなどにも影響します。

聴覚・平衡機能系の指定難病として、**鰓耳腎症候群**があり、推定患者数は250人ほどの遺伝性の病気です。**鰓耳腎症候群**は耳たぶの奇形、難聴、腎尿路奇形が主な症状で、先天性奇形症候群です。ほとんどの人に難聴が生じ、腎臓の機能低下が問題となります。知能はおおむね正常ですが、軽度な遅れや、言語発達の遅れがみられることがあります。治療は対症療法で、補聴器が有効な場合も、手術が有効な場合もあります。腎臓については薬物療法が用いられ、腎機能障害が進行した場合は透析や腎移植などの腎代替療法や食事療法が必要となります。

〈**耳鼻科系疾患**〉

耳鼻科系疾患としては、**若年発症型両側性感音難聴**、**遅発性内リンパ水腫**が指定難病に定められました。**若年発症型両側性感音難聴**は、発症時期や程度、進行の速さは個々で異なります。難聴の程度に応じて、補聴器や人工内耳を用いて聴力を補う治療を行います。**遅発性内リンパ水腫**とは、突発性または発症時期がわからない高度の難聴が先に発症し、その数年から数十年の後にぐるぐる回る回転性めまいを繰り返す病気です。めまい発作を予防するために、利尿薬などの薬物を服用しますが、めまい発作が抑えられない場合は、手術を行うことがあります。

2）経過（進行）に伴う生活障害

主に視覚障害、聴覚障害の進行による対応が必要です。視覚障害や聴覚障害の程度によって、障害者手帳が交付されます。見えないこと、聞こえないことでは精神的な不安も大きくなり、日常生活や社会生活に大きな支障をきたします。基本的に、聴覚障害に関しては、補聴器など、適切な補装具の装用が効果的なことが多く、早期からのリハビリテーションによっ

て、ある程度改善が可能です。日常生活において、どのようにコミュニケーションの方法を用いるか、必要時・緊急時の連絡手段を決めておくことが重要です。めまいを引き起こす病気では、強い発作が起きれば入院が必要となることもあります。対応として、頭や体の向きを急に変えないなどの注意が必要です。

3）介護支援上の留意点

〈視覚障害の介護〉

　　網膜色素変性症では、網膜に強い光があたると病気の進行を早める可能性があります。長時間にわたって強い日差しのある場所にいることのないよう、外出する場合は、眼科医と相談しサングラスを装着するなどの工夫が必要です。また、**網膜色素変性症**は夜間や暗い部屋での視力が極端に低下することがあるので、介助する場合は、症状に合わせて、日常生活の工夫が必要となります。

　　声には表情があると言います。見えにくい方が声の調子によって、相手の心身の状態を察知することは、よく知られています。また、説明をするときは、はっきりと、分かりやすい表現をこころがけることが必要です。食事の説明をするときは、時計回りに説明し、安全においしく食べることができるようにしましょう。後ろから声をかける場合には、突然肩をつかんだり、大声では驚かせてしまうこともあるため、注意が必要です。物の置き方などのルールは守りましょう。

〈聴覚障害の介護〉

　　聴覚に障害のある方の場合、コミュニケーション手段は、その人の失聴年齢、残存聴力、言語力、読話力、発語力、教育歴、家庭環境などによって異なります。口話、筆談、手話など、聴覚以外の方法で個別に応じたコミュニケーションに関する介助が必要となります。

〈平衡感覚障害の介護〉

　　平衡感覚障害については、過労やストレス、睡眠不足などにより、めまい発作が起こりやすい場合があります。生活環境を改善し、ストレスの軽減を図ることが大切です。また発作の出現時には、転倒や転落などの事故をおこす可能性があるので注意が必要です。

○参考文献
- 難病患者等ホームヘルパー養成研修テキスト　改訂第8版　社会保険出版社
- 日本眼科学会ホームページ、http://www.nichigan.or.jp/public/disease/momaku_shikiso.jsp
- 難病情報センター、網膜色素変性症、http://www.nanbyou.or.jp/entry/196
- 難病情報センター、鰓弓耳腎症候群、http://www.nanbyou.or.jp/entry/779
- 難病情報センター、若年発症型両側性感音難聴、http://www.nanbyou.or.jp/entry/4627
- 難病情報センター、遅発性内リンパ水腫、http://www.nanbyou.or.jp/entry/148

10 皮膚・結合組織疾患

1）疾患群に特徴的な症状・治療

　皮膚は体全体を包む臓器で、一般的には肌といいます。結合組織とは体の中で最も多量に広く分布する組織で、単純に言えば組織をつなぎ合わせ、体を支えたり体の中のすき間を埋めたりして多様なはたらきをします。

　皮膚・結合組織の病気をもつ患者は日常生活動作が低下し、外見の変化によって抑うつ状態になったりすることがあり、介護を必要とします。「感染するのではないか」と誤解をうけて必要な援助を十分に受けることができなかったり、誤った病気の認識によって症状を悪化させてしまうことがないように、正しい知識をもつことが必要です。また、日常生活の支援をつうじて異常を感じた時は、速やかに医療につなげることが重要です。

　「皮膚・結合組織疾患」として、17の病気が指定難病とされました。ここでは、日常生活動作の低下につながりやすい、**全身性強皮症**、**天疱瘡**を説明します。

　全身性強皮症は、中年期以降の女性に発症することが多く、手指などの皮膚がはれて硬くなり、全身の皮膚までおよび、つまむことができなくなり、手指の関節を曲げることが困難になります。また、内臓が硬くなる硬化という変化を特徴とし、慢性に経過します。すなわち、見える皮膚だけでなく、肺や心臓、腎臓、消化管、血管など身体の中に影響を及ぼします。目に見える特徴的な症状として、寒さや冷たさが刺激となって手指が蒼白になり、やがて赤みをおびて元に戻ること（レイノー現象）があり、身体の中では、肺、心臓、腎臓、消化管などでさまざまな症状が組み合わさって起こることがあります。出現する症状に応じて薬剤が使用されますが、重度になれば経管栄養や酸素療法、人工透析など医療処置が必要となります。

　次に**天疱瘡**は、発病年齢は40〜60歳代に多く、女性にやや多い傾向があります。皮膚や粘膜に水疱（みずぶくれ）やびらん（皮膚や粘膜の上層の細胞がはがれ落ち、内層が露出している状態。ただれること）を生じる自己免疫性水疱症です。水疱は皮膚だけでなく、口の中や食道にもでき、軽く触れただけで破れてしまい、ただれのようになります。細菌がいないので人に伝染することはありません。

　尋常性天疱瘡では、口腔を中心とした粘膜に水疱とびらんが生じます。痛みを伴うため、食事がとれなくなることがあります。全身に水疱やびらんが広がる粘膜皮膚型では、皮膚の表面から大量の水分が失われたり、感染を起こす場合があります。こうした重度な症状があるときは、基本的には入院し、治療します。専門医にかかり早期に正しい治療を行うことが重要です。治療はステロイド剤の内服が中心ですが、病気の進行に応じて、免疫抑制剤や、病気の勢いを抑えきれない時は、血漿交換療法などの集中的な治療を併用することもあります。

2）経過（進行）に伴う生活障害

　皮膚・結合組織疾病をもつ患者は、見えている部分だけではなく、疾患によっては、肺や心臓に合併症が生じて日常生活動作が低下します。

　全身性強皮症は、症状が進行すると手がこわばり、動かしにくくなります。日常生活では、衣服の着用が困難、包丁を強く握れない、堅い食材を切ることができない、タオルを絞ることができない、重いものを持つことができない、洗濯物を干すことができない、などの課題が生じ、日常生活に工夫や介助が必要となります。手指などの血管が寒冷刺激などにより、けいれんを起こしたように縮み、血液の流れが途絶し、指の色が真っ白になったり暗紫色になったりするレイノー現象が起きやすいため、室温管理や入浴の時に入浴マッサージを活用することも必要です。なお、皮膚だけでなく、肺や心臓、腎臓、消化管などに合併症が生じることがあります。肺に合併症が生じた場合には、軽く動いただけで息切れし、疲れやすいため、階段の上り下りや坂道を歩くことができなくなる場合があります。また、全身性強皮症では、消化管の壁が硬くなり、口から入った食物を胃から腸へと順繰りに送り出す運動がうまく行えなくなります。そのため、食べ物がのどにつかえたり、飲み込みづらくなったりします。また、胃の入り口を締められなくなって、胃の中の胃酸が食道に逆流して逆流性食道炎を起こすこともあり、栄養を十分にとれないことがあります。吸収不良の場合、栄養補充療法を実施しますが、医師の指示のもと実施することが必要となります。

　皮膚疾患の場合は、外見上異常がない部分を軽く圧迫しただけで、悪化する場合があります。症状を悪化させないよう、日常生活に注意が必要であり、異常を感じた時は、速やかに医療につなげることが重要です。**天疱瘡**では、ステロイド剤を中心とした治療を長期継続することによって、満月様顔貌（顔が丸くなる）、体重の増加、高血圧、糖尿病などの副作用が生じます。感染症も起きる可能性が高いため、熱や体調不良がある場合は早めに受診することが必要です。特に高齢の場合、手足をぶつけて薄い皮膚が剝がれてしまったり、転んで骨折しやすくなるので、症状を重篤化させないようにバリアフリーの環境を整えること、生活障害が軽度な場合はできるだけ自分のことは自分でできるような工夫も必要です。

3）介護支援上の留意点

　十分な休養とストレスをためない生活ができるように支援することが必要です。

　レイノー現象のある人では、寒さや冷えを避け、保湿性の高い衣類を着用したり、手袋をつけて、家事をしたりすることが重要です。入浴後は、皮膚の乾燥をふせぐために保湿クリームをぬりましょう。また、皮膚は傷つきやすいので、長袖の上着やズボンなどで皮膚の保護をすることも必要です。食事介助に入っている場合は、消化のよいものをつくりましょう。

　天疱瘡では、かぜをひいたり、虫歯ができると急激に悪化する可能性があります。口腔ケアの時に水疱をやぶったり、口腔粘膜を傷つけ、悪化することがありますので、口腔粘膜症状の評価およびケアについては、歯科や口腔外科との連携が重要です。また、皮膚を強くこすったり、日光にあたりすぎると症状を悪化させる場合もあります。一見何もないような皮膚でも、表面の皮膚がはがれて、ただれてしまうことがあるので、安易に医療用テープなど

を皮膚に貼らず、必ず医師の指示する対応をしてください。食事はバランスよく摂取してもらえるようにし、**尋常性天疱瘡**では口腔内に水疱ができやすくなるため固い食品は避けた方がよいでしょう。また、ステロイドによる治療を受けている方では、カロリー制限などの食事療法が必要になることもあるため、医師の指示を守ることが必要です。

○参考文献
- 難病患者等ホームヘルパー養成研修テキスト　改訂第 8 版　社会保険出版社
- 公益社団法人　日本皮膚科学会ホームページ、全身性強皮症診療ガイドライン、
  https://www.dermatol.or.jp/uploads/uploads/files/guideline/1372907289_3.pdf
- 公益社団法人　日本皮膚科学会ホームページ、天疱瘡診療ガイドライン、
  https://www.dermatol.or.jp/uploads/uploads/files/guideline/1372913421_1.pdf
- 難病情報センター、天疱瘡、http://www.nanbyou.or.jp/entry/300
- 難病情報センター、全身性強皮症、http://www.nanbyou.or.jp/entry/3694

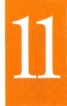

11　腎・泌尿器系疾患

1）疾患群に特徴的な症状・治療

　腎臓は、血液で運ばれてきた体内の老廃物を取り除く「ろ過」の役割があります。ろ過された血液は体に戻り、老廃物は尿となって対外に排泄されます。また、体内の水分量や電解質のバランスを調整したり、血圧の調節をするホルモンを分泌したりしています。腎臓や膀胱、尿道などの泌尿器系のどこかに異常が起こると、尿が出にくかったり（出なかったり）少なかったり、尿に血液が混ざる（血尿）ことがあります。尿量が減ると、水分が体内に貯まってむくみが現れたりします。腎・泌尿器系の病気では、初めのうちは無症状のことも多いのですが、尿の量や色の変化、尿検査などで発見されることがあります。

　指定難病の中では、**IgA 腎症**、**多発性嚢胞腎**、**一次性ネフローゼ症候群**、**急速進行性糸球体腎炎**などの病気で比較的患者数が多くみられます。

　治療は、病気の原因や症状によって異なります。例えば、**IgA 腎症**では、初期は無症状でも進行すると腎機能が低下して、高血圧や腎不全(腎臓の機能が低下して正常に働かなくなった状態）にともなう症状が起こります。そのため、塩分やたんぱく質を制限した食事が必要になることもあります。状態によって、ステロイド剤や免疫抑制剤などという薬による治療も行いますが、これらの薬は副作用や管理に注意が必要です。

　また、**多発性嚢胞腎**という腎臓に嚢胞（水がたまった袋）がたくさんできていく病気では、腎臓の嚢胞がふえて腎臓全体が大きくなりお腹がはってきます。腎臓の働きが悪くなることで、食欲低下やだるくなる症状がでてきたり、血圧が高くなることもあります。腎機能が低下すると「透析療法」といって、人工的な装置を用いて体の血液を定期的に浄化する治療が必要になります。

急性進行性糸球体腎炎では、腎臓のろ過装置である糸球体に炎症が起こるために、たんぱく質が尿から排泄されてしまったり尿に血液が混ざったりします。初期は、微熱やだるさ、食欲の低下などの症状がみられ、進行すると吐き気や息苦しさ、皮膚の出血、意識の低下などが出現します。全身の強い炎症を治療するためにステロイド剤などによる治療を行うことがあり、進行すると透析療法が必要になります。食事療法として、たんぱく質や塩分の制限、尿量が減少しているときには水分の制限も必要になります。

腎・泌尿器系の病気は、初期は痛みや苦痛として症状を自覚しにくいのですが、全身の水分・電解質の調整、老廃物の排泄など重要な機能にかかわる病気です。症状の悪化を防いで安定した生活が続けられるような支援が必要です。

2) 経過（進行）に伴う生活障害

症状の進行のしかたは、病気や治療方法によって異なります。**IgA腎症**など比較的ゆっくりと進行し、徐々に腎機能が低下していく病気から、**急速進行性糸球体腎炎**などのように短期間で急速に腎機能が低下する病気もあります。症状の程度によっては、症状が軽い場合には安定した状態を維持して症状をコントロールしながら就労・就学している人もいます。一方で、進行して透析療法が必要になる場合もあります。

症状を自覚しにくい場合であっても、定期的に通院して検査・診察を受けることが大切です。ステロイドや血圧などの薬は処方された通りに正確に内服し、自己判断で中断したり調節したりしないようにします。そして、薬の副作用、特に感染症を予防することが大切です。

病気によってはいったん症状が落ち着いた後に、病気が再び悪くなる（再燃という）こともあります。尿の量や色、体重の変化、むくみの程度、だるさなど日頃から体の変化に注意して、もし病気が再燃した場合には早く発見して治療をはじめることが必要です。

日常生活上では、以下のようなことが起こります。

〈食事〉

腎臓の排泄機能が低下してしまうために、塩分やたんぱく質、カリウムなどを制限した食事に変更することが必要な場合があります。また、腎機能の程度によっては、飲水量も制限することがあります。

〈排泄〉

病気によっては、尿量が多くなったり、少なくなったりします。常に尿の量や色を把握しておくことが大切です。尿量が少なくなった場合には、体内に水分が貯まって、むくみが出てきます。むくみによって体がだるくなったり動かしにくくなったり、皮膚が傷つきやすくなることもあります。

〈血圧〉

腎臓の機能が低下すると余分な塩分と水分が排泄できなくなり、血液量が増えることによって血圧が高くなります。さらに、血圧が高くなると腎臓への負担が増え、ますます腎

臓の機能が低下するという悪循環になります。腎臓の機能を守るためにも血圧を適切にコントロールします。

〈活動（運動）〉

活動の制限は、腎臓の機能と症状の程度によって活動量の目安が決められています。激しい運動は腎臓に負担がかかりますので、医師の指導に従って、活動量を考慮します。就労・就学をしている場合には、調整が必要な場合もあります。

3）介護支援上の留意点

腎・泌尿器系疾患では、前述のとおり、食事や排泄、活動量などを調節しながら、日々の生活を送ることそのものが治療の一環となります。これらを自己管理できる場合はよいのですが、病気の進行や年齢などによっては自己管理が難しい場合もあり介護支援が必要な場合があります。

日常生活を送るうえで、腎臓に負担をかけないようにするために、適切な食生活と過労を避けた規則正しい生活を送るように支援します。

〈食事〉

たんぱく質や塩分をとりすぎると、腎臓に過剰な排泄という負担をかけてしまいます。たんぱく質を制限するといっても体をつくる重要な栄養ですので、魚・肉・大豆・卵などの良質のたんぱく質を中心に決められた量をまもって摂取できるように支援します。塩分制限には、香辛料や香味野菜などをつかって薄味でもおいしく食べられるような調理法の工夫によって、食べる楽しみを持ち続けられるように支援します。水分制限は、氷片にしたり、摂取するタイミングを工夫するなど、過剰に摂取しないように支援します。

〈活動（運動）〉

過度の運動は、腎臓に負担をかける可能性があります。このため、腎臓病の原因や進行度など病状の程度によっては運動の制限が必要になってきます。医師の指導の下、適度な運動量（活動量）が保てるように支援します。

〈排泄〉

腎・泌尿器系の病気では症状が変動することがあり、変化が早期に発見されて迅速に治療が受けられることが大切です。特に、尿の色や量に日ごろから注意して、尿の量が減った（増えた）、色が薄いピンクや赤、茶褐色の血尿になった、尿が泡立って泡がなかなか消えない（たんぱく尿）などに気づいたときは、医療職にすぐに連絡をします。

また、ストレスは腎臓への血流を低下させることなどから、腎機能の低下を招きます。個々の趣味や楽しみの時間を大切にしたり、良質な睡眠がとれるようにして、なるべくストレスをためずに過ごせるよう支援します。

12 染色体または遺伝子に変化を伴う症候群

1）染色体または遺伝子に変化を伴う症候群

（1）難病医療と遺伝のつながり

　近年のヒトゲノム・遺伝子解析研究の進歩により、多くの疾患の原因が遺伝子レベルで解明されるようになりました。難病は、遺伝学的検査（一般には、遺伝子診断や遺伝子検査と呼ばれています）を行い、確定診断されているものも少なくありません。

　指定難病の中には、遺伝性の病気も多く含まれています。例えば、ハンチントン病や筋強直性ジストロフィーは常染色体優性の遺伝病です。脊髄小脳変性症、パーキンソン病、筋萎縮性側索硬化症などには一部遺伝があります。

　遺伝性かどうかの検査は採血で行いますが、通常の血液検査と異なる特性として、次のようなことがあります。

　①その個人に固有である（個性）
　②一生変わることがない（不変性）
　③発症前検査や易罹患性検査に利用される（予測性）
　④血縁者で共有し、子孫に伝えられる（共有性・遺伝性）
　⑤差別の根拠として悪用されることがある（有害性）
　⑥予期していない遺伝情報（異なった親子関係など）が判明する可能性がある（意外性）

　近年では、大学病院や総合病院に、遺伝子診療部や遺伝カウンセリング外来が設立されるようになり、遺伝の不安を抱えた人々に対して"遺伝カウンセリング"が行われています。遺伝カウンセリングとは、相談者の遺伝にまつわる悩みをよく聴き、病気や遺伝形式（親から子にどのように伝えられるか）の説明をしながら、相談者が遺伝の課題とどのように向き合っていくのか一緒に考えていくことをいいます。

（2）遺伝性の病気であることが患者・家族に与える影響

　遺伝性の難病は成人になって発症する病気が多く、発症した頃には、既に子どもや孫がいる人もいます。患者にとって、病気を受け止めることでさえ難しい状況の中で、子どもも同じ病気を発症する可能性があるという告知を受け、二重の苦しみを抱えることになります。また、家族に患者が複数いることもあり、一人の介護者にかかる介護負担が大変大きくなりますが、他人に知られたくないという思いが強い場合は、社会資源の導入を拒否する人もいます。何より、子どもの結婚や就職に影響を与えたくないという強い思いを抱えています。

　介護している家族の中には、将来自分も発症するかもしれないという不安を抱えながら親・きょうだいの介護をしている人もいます。

(3) 介護支援上の留意点

　遺伝性の難病は、遺伝学的検査で確定診断を受けても根治的な治療法がないため、症状へのケアが大変重要になります。ヘルパーとして介護する際にも、このことをしっかり受け止めて介護することが重要になります。

　それに加え、介護している際に患者・家族から遺伝について相談があった場合と、相談はないが家族の状況を見て遺伝性ではないかと気づいた場合の対応について、次に示しました。

(ア) 患者・家族から遺伝について相談があった場合の対応

　患者・家族にとって、"遺伝"を言葉にすることは大変勇気がいります。多くの人は、他人に"遺伝"だということを知られたくないという思いを抱いていますが、日常生活支援をするヘルパーに心にしまっておけない苦悩を相談することがあるかもしれません。そのような場合は、「遺伝のことは難しくてわからないから医師や看護師に相談して欲しい」「面倒なことは嫌だ」と避けるのではなく、しっかり話を'聴く'姿勢を持って欲しいと思います。その上で、協働する主治医や看護師に相談することが必要だと思います。場合によっては、主治医や看護師を通して遺伝カウンセリング外来を紹介した方がいいということになるかもしれません。

(イ) 家族の様子を見て家族も発症しているのではないかと気づいた場合の対応

　自宅で介護をしていると、家族の状況がよくわかります。その際に、患者から何も言われなくても、家族の誰かが発症しているのではないかと気づくかもしれません。患者から何も言われないと、患者自身が気づいているのか気づいていないのかわからないと思います。また、患者にどのように病気の説明をしてあるのかわからないこともあります。そのため、このような場合も、一人で対応しようとせずに主治医や看護師と協働して対応することが重要です。

(ウ) 介護する上での守秘義務とは何か

　遺伝性の病気は「遺伝要因（遺伝子、染色体）がその発症に関係している病気」です。従って、健康な両親からでも突然変異で遺伝病の子どもが生まれることがあります。現在健康でも、成人になって発症することもあります。幅広くとらえればすべての病気が遺伝的な影響を受けているともいえるため、遺伝についての悩みは決して一部の限られた人たちだけの問題だと受け取るべきではありません。

　遺伝情報は、究極の個人情報といわれており、遺伝学的検査の結果だけでなく、家系図なども重要な情報として取り扱われています。遺伝性であることが患者・家族に与えている影響を考えると、口外しないことなど、介護職として守秘義務を守る倫理観を持って介護することが大変重要になります。

○参考文献
- 吉良潤一編集：難病医療専門員による難病患者のための難病相談ガイドブック　九州大学出版会　2011年
- 福嶋義光監修：遺伝医学やさしい系統講義　メディカル・サイエンス・インターナショナル　2013年
- 川村佐和子監修：難病看護の基礎と実践　桐書房　2014年

13 スモン

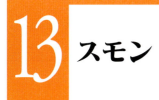

1）疾患群に特徴的な症状・治療（薬の副作用なども含め）

「スモン」は薬害によって生じた病気です（指定難病ではありません）。

「スモン」とは、「亜急性脊髄視神経ニューロパチー（末梢神経障害)」のことで、これを英語で書いた場合（Subacute Myelo-Optico-Neuropathy）の頭文字 SMON から、この名前がつきました。「脊髄と末梢神経、それに視神経が比較的急に障害される病気」1) という意味で、1955 年ごろからみられた病気です。

「下痢などの消化器症状が続いた後、急に、それこそ一夜にして足の感覚がなくなったり、びりびりとしびれてきて、軽い人で膝から下が、重い人は首から下がしびれる。力も入らなくなってマヒし、立つことも歩くこともできなくなり、目もみえにくくなり、完全に失明。失禁症状を出す人、呼吸も障害されて亡くなることもあった」[1] ということです。

当初、原因不明の奇病ということで、大きな社会問題となり、伝染病ではないかと疑われた時期もあり、患者さんは、精神的にも社会的にも、大変つらい思いをされました。その後 1970 年になって「スモン」の原因は、「キノホルム」という整腸剤であることが判明しましたが、11,000 人もがスモンと診断され、訴訟の結果、スモンの原因究明と患者の恒久対策を条件に和解が成立し、現在に継続するいくつかの恒久対策が始まりました。

〈治療〉

根治療法はありません。残っている症状を和らげる対症療法がおこなわれます。異常知覚（びりびり、じんじん、痛みなど）の軽減のためには、内服薬が処方されたり、東洋医学の鍼灸療法、漢方薬が投与されることがあります。しかし、症状をなくすことはできません。そのため、日々のリハビリテーションなどにより、異常知覚や運動障害があることによる動きにくさや、動かさないことによって関節が固くなる、あるいは、筋力が低下する、などの悪影響を少なくするように努めることが大切です。

2）経過（進行）に伴う生活障害

〈患者数〉

現在我が国における「スモン」の患者数は、1,608 人（H23 年度　特定疾患医療費助成受給者数）[3] であり、通常の在宅療養支援において、スモンの患者に出会うことは多くはないかもしれません。ですが患者は、発症から 40 年以上を経た現在でも、後遺症状に悩まされながら、日々生活しています。そのことをぜひ記憶にとどめていかなければなりません。

◆後遺症状・身体状況、生活障害など

全国のスモン検診（厚生労働省難治性疾患克服研究事業　スモンに関する調査研究班実施）受診者642名の状況は、下記のとおりでした。

```
〈平成26年度　全国スモン検診受診者　642名の状況〉
　年齢 ; 79.1 ± 8.8歳（うち75歳以上70.3%）
　何らかの身体的随伴症状　　99.0%
　中等度以上の異常感覚　　　72.5%
　杖歩行以下の歩行障害　　　58.6%
　精神兆候　　　　　　　　　54.9%　（認知症　13.7%）
　高度の視力障害　　　　　　10.3%
◆身体の問題　　　　　　　　　　　　　◆療養の課題
　加齢に伴うサルコペニア※　　　　　　医学的なこと　　83.2%
　嚥下障害、自律神経症状の悪化　　　　家族や介護のこと　46.6%

※サルコペニア：全身性の骨格筋量の減少による、筋力低下や身体能力の低下を生じている状態
```

上記のとおり、75歳以上の方が70.3%を占めています。加齢に伴って、生活習慣病や脳卒中などの合併症をもつ人も多く、もともとあったスモンの症状がより強く感じられたり、悪化する場合もあります。

具体的には、視力の障害、感覚異常や筋力低下による「歩行障害」、あるいは位置感覚の障害による失調により、「転倒しやすい」、など、日常生活活動における困難を経験しています。

加えて眼にはみえない症状として、下記のような異常感覚や自律神経障害などと多くの人がたたかっています[4]。

- 下肢の異常知覚（ビリビリ、ムズムズ、足裏に何か貼りついたような感じ、締め付けられるような感じ、痛み）など
- 自律神経症状：足の冷感、排尿障害（尿失禁）、排便障害（便秘や下痢を繰り返すなど）

また精神的には、発症時に社会的な差別を受けた経験をもつ人も多く、40年以上経過した現在でも、そのことがトラウマとなっている人もいます。そのため、「スモン」という病名を隠して日々生活をしている場合も見受けられます。

患者のプライバシーの保護について充分な配慮が必要なことはいうまでもありませんが、「スモン」という病名を口にすることは避けた方がよい場合もあります。

○参考文献
(1) 厚生労働科学研究費補助金　スモンに関する調査研究班　研究代表者　小長谷正明　スモン療養のしおり
(2) 厚生労働科学研究費補助金　難治性疾患克服研究事業（難治性疾患等政策研究事業）（難治性疾患政策研究事業　スモンに関する調査研究）　研究代表者　小長谷正明　H26年度総括・分担研究報告書　2015年3月
(3) 難病情報センター　HP：http://www.nanbyou.or.jp/
(4) 厚生労働科学研究費補助金　難治性疾患政策研究事業　スモンに関する調査研究班
　　https://www.hosp.go.jp/~suzukaww/smon/disease/index.html

第3章 難病の基礎知識 II

3）介護支援上の留意点

スモンの患者は、2）で述べたような症状や生活障害を持っています。

症状や障害の程度は、人によって異なります。どのように支援すれば、安全で、苦痛や不快を生じないか、そのやり方については、個々の患者と相談しながら、その人にあったやり方で支援していきます。

〈日常生活活動支援における留意点〉

○歩行などの移動支援
- 運動失調や下肢の異常知覚、運動障害により、歩行時にバランスを崩しやすいため、転倒に注意します。

○入浴や清拭等の支援
- 異常知覚（びりびり、じんじん、痛みなど）のあることを理解して、患者の不快が生じないような介助をします。
- 湯の温度への注意（不快、やけどに注意）が必要です。不快を生じない温度異常知覚により、高温を感じるのに通常より時間がかかることがあります。

○その他
- 低温やけどに注意します。
  知覚の異常により、温度等が感じにくいです。下肢の冷感に対して、使い捨てカイロを貼用している場合等もあり注意が必要です。

〈精神的な配慮〉
- 薬害による被害を経験しているということを理解し、生じている症状や気持ちに寄り添うことが大切です。

14 難病医療との連携

難病とは、完治のための治療法が未確立であっても、症状をコントロールするための治療や症状進行を遅らせるための治療、二次的な症状を予防するための医療、急激な悪化を防ぐための医療、体の機能を維持するための医療など、さまざまな目的で医療を受けます。

また、病院などの専門医療機関への通院や入院に限らず、状態によっては自宅への訪問診療や訪問看護、リハビリテーションを受けることもあります。

難病を抱えながら生活する人を支える難病のホームヘルパーは、病気の特徴や特有の症状に

応じた生活支援をする専門家です。病気によって変化する症状、その日その日の状態を本人と相談しながら、感じとりながら生活のしにくさを支援します。

また、病気によっては症状の進行にともなって、在宅でも医療機器を用いたり、医療処置を行いながら生活することもあります。このように医療を要する人へのホームヘルプでは、特に医療職との連携が重要になります。

身体の状態に関する情報を得て日々の生活支援での留意点に反映したり、逆に、日々の様子や気になったことを医療職に伝えることは大切です。具体的に、どのような状態のときにどのようなことについて連絡を取り合うのかということも、普段から顔の見える関係で信頼関係を築きながら事前に話し合っておきます。

図 3-2 は、在宅療養者に携わる関係機関等の例を示しています。在宅で医療を必要としながら生活する人には、医療機関・保健・福祉機関など様々な人が関わり、支援チームとして支えます。難病のホームヘルプに携わるときには、このチームの一員であることと、最も身近で本人・家族に接する機会の多いホームヘルパーが把握する情報が大変貴重なものであるということを強く心に留めておくことが大切です。

図 3-2 在宅療養者に携わる関係機関等

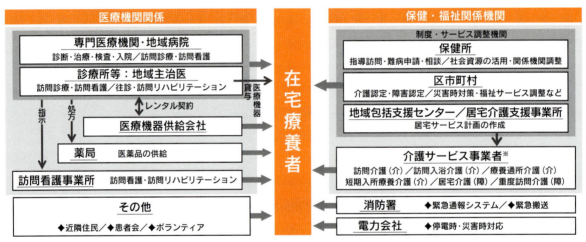

原口道子、在宅人工呼吸療法における支援体制、新人工呼吸ケアのすべてがわかる本、道又元裕編集、p376 を改変．

15 介護保険制度や障害者各種制度との連携（難病と他制度との関係）

難病患者が利用する制度は、難病法、医療保険制度（健康保険法）、介護保険法、障害者総合支援法と多岐にわたっています。それぞれの制度の対象に該当する場合は、複数の制度のサービスを利用することもあります。

1）介護保険法の特定疾病

　介護保険法による介護保険サービスは、65歳以上の場合は、要支援・要介護の状態と認定されれば疾病にかかわらずサービスの対象となります。また、40歳以上65歳未満の者については、「介護保険法で定める特定疾病（**表3-1**）」に該当する場合には、介護保険サービスを受けることができます。この特定疾病には、一部の指定難病も含まれています。

　介護保険サービスでは、必要に応じて、住宅改修や福祉用具の貸与、訪問介護や通所介護、短期入所などのサービスを利用することができます。市区町村が窓口となり、利用に際しては介護支援専門員を中心として相談します。

表3-1　介護保険法で定める特定疾病（16疾病）

介護保険法で定める特定疾病	指定難病
1. がん【がん末期】	
2. 関節リウマチ	悪性関節リウマチ
3. 筋萎縮性側索硬化症	筋萎縮性側索硬化症
4. 後縦靱帯骨化症	後縦靱帯骨化症
5. 骨折を伴う骨粗鬆症	
6. 初老期における認知症	プリオン病
7. 進行性核上性麻痺、大脳皮質基底核変性症及びパーキンソン病	進行性核上性麻痺、大脳皮質基底核変性症、パーキンソン病
8. 脊髄小脳変性症	脊髄小脳変性症
9. 脊柱管狭窄症	広範脊柱管狭窄症
10. 早老症	ウェルナー症候群
11. 多系統萎縮症	多系統萎縮症
12. 糖尿病性神経障害、糖尿病性腎症及び糖尿病性網膜症	
13. 脳血管疾患	
14. 閉塞性動脈硬化症	
15. 慢性閉塞性肺疾患	
16. 両側の膝関節又は股関節に著しい変形を伴う変形性関節症	

2）医療保険制度の「厚生労働大臣が定める疾病等」

　一部の難病や状態については、医療保険制度（健康保険法）において「厚生労働大臣が定める疾病等（**表3-2**）」に定められています。通常、介護保険対象者は介護保険サービスの利用が優先されますが、「厚生労働大臣が定める疾病等」の場合には、介護保険の対象者であっても、訪問看護サービスは医療保険が適用されます（**図3-3**）。

　「厚生労働大臣が定める疾病等」に該当する場合には、通常、1か所となっている訪問看護ステーションの利用が2か所（週7日の場合は3か所）利用できるなど、医療の必要性に応じてサービスを選ぶことが可能になります。

表 3-2　医療保険制度における厚生労働大臣が定める疾病等

1 末期の悪性腫瘍	2 多発性硬化症	3 重症筋無力症
4 スモン	5 筋萎縮性側索硬化症	6 脊髄小脳変性症
7 ハンチントン病	8 進行性筋ジストロフィー症	

9 パーキンソン病関連疾患
　（a）進行性核上性麻痺
　（b）大脳皮質基底核変性症
　（c）パーキンソン病
　　　（ホーエン・ヤールの重症度分類Ⅲ度以上かつ生活機能障害度がⅡ度またはⅢ度）
10 多系統萎縮症
　（a）線条体黒質変性症
　（b）オリーブ橋小脳萎縮症
　（c）シャイ・ドレーガー症候群

11 プリオン病	12 亜急性硬化性全脳炎	13 ライソゾーム病
14 副腎白質ジストロフィー	15 脊髄性筋萎縮症	16 球脊髄性筋萎縮症
17 慢性炎症性脱髄性多発神経炎	18 後天性免疫不全症候群	19 頸髄損傷
20 人工呼吸器を使用している状態		

図 3-3　訪問看護の利用における医療保険・介護保険の関係

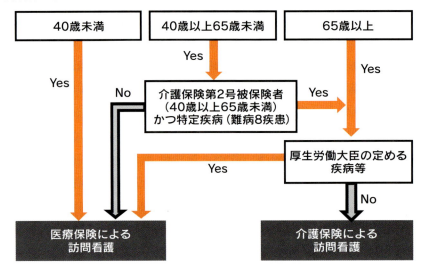

3）障害者総合支援法の対象

　また、難病は平成 25 年 4 月より、「障害者総合支援法」の対象となりました。これまで難病患者が障害福祉サービスを利用するためには、身体障害者手帳などを取得しなければならなかったのですが、取得の有無に関わらずサービスを利用できることとなりました。平成 27 年 7 月時点では指定難病は 306 疾病となっていますが、障害者総合支援法の対象となる難病等は指定難病を含む 332 疾病（平成 27 年 7 月時点）となっています。
　障害者福祉サービスでは、障害の程度とニーズに応じて居宅での介護サービス（重度訪問介護や重度障害者等包括支援）や、日常生活用具の給付・補装具費の支給などを受けることができます。

4）難病法による療養生活上のサービス

このように、難病といっても年齢や病気によっては、制度をまたがって複数の制度を利用できることになりますが、一方で、難病は治療法が未確立であることから、症状が進行したり不安定になることが予測されます。長期にわたる療養生活を安定して支援していくためには、前述の制度を超えた支援が必要になる場合があり、難病法では以下のような事業があります。

難病法の〈在宅人工呼吸器使用患者支援事業〉では、医療保険による訪問看護の利用において1日につき4回目以降の訪問看護を要する場合の費用が交付される（年間260回まで）制度があります。また、〈在宅難病患者一時入院事業〉などを利用して、定期的なレスパイトや入院治療による身体的評価・リハビリテーションを受けながら在宅療養が安定して継続されるよう支援する事業があります。

複数の制度によるサービスを利用する場合には、行政の担当者や保健師を中心として支援体制が構築され、安全で安心した在宅療養生活が支えられていくことが重要です。

5）医療的ケアに関する支援と制度

難病の症状の種類や程度によっては、療養の経過において徐々に医療の必要性が増していくことがあります。近年では、呼吸や食事の摂取に影響する病気（神経難病など）で、在宅で吸引や経管栄養を必要とする療養者が増加し、家族介護者の負担増加が社会問題化しました。これを受けて、平成15年、「ALS患者の在宅療養支援について（「厚生労働省医政局長通知0717001号」）が発出され、これまで介護職員など家族以外の者による喀痰吸引が一定の要件下によって許容されてきた経緯があります。そして、平成24年6月22日「介護保険サービスの基盤強化のための介護保険法等の一部を改正する法律」が公布され、介護福祉士及び一定の研修を受けた介護職員等は、一定の条件下で喀痰吸引等の定められた範囲の行為（特定行為）を実施できることとなりました。（資料P134～144参照）具体的には、①口腔内の喀痰吸引、②鼻腔内の喀痰吸引、③気管カニューレ内部の喀痰吸引、④胃ろう又腸ろうによる経管栄養、⑤経鼻経管栄養の5つの行為です。研修には、第1号、第2号、第3号研修の3種類があります。第1号研修は、①から⑤の5つの行為すべてについて不特定多数の者に行うための研修です。第2号研修は、5つのうちいずれか1行為以上の行為を選択して不特定多数の者に行う研修です。第3号研修は、特定の者に対してのみ必要な行為を選択して実施する研修です。研修によって講義時間数や実地研修の評価方法が異なります。在宅では、比較的第3号研修が選択されることが多く、講義・演習で9時間の研修が必要です。

介護職員が実施できるようになるまでには、一定の研修を受講して認定証を取得することに加えて、登録事業所に所属した上で医師からの指示書を受けて実施することが必要です（**図3-4**）。この過程において、医師・看護職員との連携や協力が重要になります。

喀痰吸引・経管栄養は、安全に行われなければ療養者に危険を及ぼす医行為であることに変わりはなく、介護職員等の実施の要件のひとつとして、「医療関係者との連携に関する事項（**表3-3**）」が定められています。

患者や家族にとって、家族とともに医療的ケアに対応してもらえる職員が増えてくるこ

とは、とてもありがたいことかもしれません。しかし、その一方で、医行為が必要な患者に対して多くの職種が関わることによって、情報共有や緊急時の連絡体制などの連携が確実に行われなければ、かえって大切な情報が抜けおちて、危険性が増してしまうことになりかねません。このような医療的ケアのニーズがある利用者の支援において、医療職と介護職の連携が十分に行われるように、必要に応じて連携を強化する役割として保健師や介護支援専門員の活躍も期待されます。

図3-4　介護職員等が喀痰吸引等の実施に至るまでの流れ

研修受講	○喀痰吸引等研修を受講する（1号・2号・3号の類型がある） ○修了後「研修修了証明書」が交付される 　※介護福祉士は養成カリキュラム受講
認定証 申請・交付	都道府県に「研修修了証明書」を添付し「認定証」の申請を行い、認定証が交付される
登録事業所 に所属	○事業者は、一定の要件を整備して都道府県に登録する 　（登録事業所になる） ○喀痰吸引等登録事業所に所属をする
医師の指示書	当該療養者の主治医より、喀痰吸引等の指示書を受ける
個別具体的 方法の習得	当該療養者の個別具体的な喀痰吸引等の方法・留意点などについて習得する

表3-3　医療関係者との連携に関する事項

- 介護職員等による喀痰吸引等の実施に際し、医師の文書による指示を受ける
- 対象者の状態について、医師または看護職員による確認を定期的に行い、対象者の心身の状況に関する情報を介護職員等と共有することにより、医師または看護職員および介護職員等の間における連携を確保するとともに、適切な役割分担を図る。
- 対象者の希望、医師の指示および心身の状況を踏まえて、医師または看護職員との連携の下に、喀痰吸引等の実施内容その他の事項を記載した計画書を作成する。
- 喀痰吸引等の実施状況に関する報告書を作成し、医師に提出する。
- 対象者の筐体の急変等に備え、速やかに医師または看護職員への連絡を行えるよう、緊急時の連絡方法をあらかじめ定めておく。
- 上記の事項など必要な事項を記載した喀痰吸引等行うに関する書類（業務方法書）を作成する。

※「社会福祉士及び介護福祉士法施行規則の一部を改正する省令」（平成23年10月3日厚生労働省令第126号より）

第4章
難病患者の心理及び家族の理解

1 難病患者と家族の特殊な状況とその心理

1）難病の特徴

難病について厚生労働省では、発病の機構が明らかでなく治療方法が確立していない希少な疾患であって、長期の療養を必要とするものと定めています。これらの特徴が、患者・家族に及ぼす心理的影響を考えてみましょう。

【原因不明・治療法が確立していない】

私たちは、完治できる病気であれば治ることを目標にして、さまざまな検査や治療を乗り越え、体の苦痛や不自由さにも耐えることができます。しかし、難病の患者さんは、現時点の医学では治らないということが分かっており、いくらつらい状況を耐えても自分の体から病気を取り除くことができないのです。病気の原因の一端が自分の生活習慣にあるなどの理由がわかれば、病気を受け止めることもしやすくなりますが、心当たりがないにも関わらず不治の病になってしまったという事実は、患者・家族にとって受け入れがたいことです。不遇の事態への怒りの矛先をどこに向ければいいかわからず苦悩することになります。

【希少な疾患】

診断がついたとしても、まれな病気であるがゆえに、病名を聞いただけでは今後どのようになるか想像がつきません。例えば、がんであれば、テレビや新聞、身近な人の体験談から、手術や放射線、抗がん剤による治療などについての大まかな対処方法を知ることができます。けれども聞いたこともないような難病の名前を告げられると、どのように対処しながら生活していけばいいかがわからず困惑し、不安に駆られます。

病気の想像がつかないことは患者・家族の周囲の人にも影響を与えます。患者・家族が普通でいようとする努力によって、外見からは病気と分からず、病気が理解されにくいこともあります。またつらさを押してどうにか振る舞っているにもかかわらず、好奇の目を向けられたり、怠けているように捉えられたりすることもあります。すると、病気自体に打ちひしがれている患者・家族に追い打ちをかけるように苦悩が重なり、やがて社会に出ていくことがつらくなり、孤立感が強まります。

【長期の療養が必要】

服薬や対処療法によって症状をコントロールすることができたとしても、長期間病気と付き合っていく必要があります。そのためいつ悪化するのかと気の抜けない日々を過ごしたり、薬物の副作用に対して不安を募らせる機会が多くあります。慢性的に症状が進行す

第4章 難病患者の心理及び家族の理解

るだけでなく、最終的には死に至る難病もあります。その場合、徐々に身体機能を失っていき、日常生活に制限を受けつつ、ときには背後に迫る死を意識しながら生きていくことになります。人によって症状の進行速度が異なり、同じ病気でも数か月で亡くなる方もいれば、10年以上病気と共に生活されている方もいます。今の状態をどこまで維持できるのか、現在の介護状態をどこまで続けられるか、先行きの不透明さに患者・家族ともに強い精神的ストレスにさらされます。それに加えて、長期療養のために休職や離職を余儀なくされると、経済的な問題が不安へとつながります。

2）大切なものを失う

自分にとって大切なもの・人を失うことを「対象喪失」といいますが、難病はさまざまなものを患者・家族から奪っていきます。

【身体機能】

病気によって体力が衰えたり、四肢の動かしにくさや話しにくさが生じたり、視覚に障害が出るなどして、これまで当たり前に行っていた日常動作ができなくなります。食事を人に食べさせてもらわなくてはならないことや、入浴や排泄を人に頼まなくてはならないことはとても抵抗のあることです。人に頼むこと自体が申し訳ないという思いと同時に、自分が思うようにできない不快感や羞恥心を抱え、自分自身を惨めに感じてしまいます。

【社会的役割】

代表的なものとして仕事が挙げられます。若いうちに難病を発症した場合、仕事に慣れ軌道に乗ってきたときに長期の休職や離職によって、復帰できるかという不安を抱えます。若いうちや定年を迎える前に、志半ばで仕事を辞めなくてはならなくなった時の悔しさや寂しさは計り知れません。職場の無理解のため仕事を続けたいという願いが叶わず打ちひしがれることもあります。また、仕事を失うために、経済的基盤や職業人としてのアイデンティティを失い、描いていた人生設計を変更せざるをえなくなります。

【人間関係】

病気になったことで、職場の人間関係、友人、近所付き合い、家族など、これまでの人間関係にさまざまな変化が起こります。仕事を辞めることによって、関連する人との付き合いが無くなったり、友人や近所の人は難病というだけで関わりを持ちにくくなります。今までと同じような交流ができず疎遠になることや、患者自ら交流を持つことに消極的になったりします。支えとなる家族でさえも、病気が原因で不和になり関係が壊れてしまうこともあります。

上記以外にも、病気によってこれまでの生活を失っていきます。患者・家族はそのつど悲しみや怒り、絶望感を味わい悲嘆にくれます。この心理過程を悲哀といいます。難病はそれが一時的ではありません。進行性の病気のためにさまざまなものを失い続けることによって、

悲哀のなかで状況に対応し、適応していかなければならないことが多いのです。長期的になると、まだ実際には失っていないものに対しても、"失うのでは"と悲嘆したり、慢性的な不安にさらされます。

また、身体機能を喪失し続けることによって、自分の体をコントロールすることができないと感じると、自分自身を価値あるものだと感じることができなくなり、自暴自棄になることがあります。

3）病気の受容過程におけるさまざまな心理（困難な状況に折り合いをつけていくための心の働き）

患者・家族には上に述べたようなさまざまな困難が起こります。そこで、病気や困難に対してどのように反応し、折り合いをつけていくのか、病気の受容について考えてみましょう。

疾患受容の問題は診断がついたときだけに起こるものではありません。療養を続けていくなかで、症状の進行を知らされたときや、これまでの日常生活を維持できなくなったときなど、受け止めがたいことが起こるたびに生じます。

(1) 受け入れがたい事実に出会ったときの反応

人は受け入れがたい事実に直面すると困難をありのままに理解することが難しくなります。事実を過小評価したり過大評価したり、ゆがめてとったりするのです。不安に満ち、葛藤やフラストレーションにさらされると、そこから自分を守ろうとして、無意識に防衛機制が働きます。防衛機制とは自分が傷つかないように不安から身を守る心の働きです。さまざまなものがありますが、代表的なものをあげておきます。

【抑圧】

耐えがたい事実によって起こる自分の感情を、意識にあげないことをいいます。無意識に押しとどめてしまうことです。

【否認】

現実的な状況を無意識に否定してしまうことです。問題から目をそらし、認めないことです。

【置き換え】

ある対象に向けられていた感情が他の対象に向けられてしまうこと。本来なら病気に対する怒りが、家族や支援者に向かうことなどがあげられます。怒りを向けられた周囲の人が傷つくことになります。

【退行】

耐えがたい事態に直面したとき、成長の過程を後戻りすることによって自分を守ろうとします。子どものように甘えたり、すねたり、依存的になり、今までできていたこと

第4章 難病患者の心理及び家族の理解

ができなくなるということも起こります。

(2) 受容の過程

受け入れがたい事実から自分を守りながら、人はどのようにその困難を受け入れていくのかを、キューブラー・ロスによる死を予期した患者の心理過程をもとに紹介します。本来は死の受容についてまとめられたものですが、死以外の対象喪失にも当てはめて考えることができ、難病患者・家族を理解するために役立ちます。

【第一段階：否認】

「まさかそんなはずはない」「なにかの間違いだ」という反応です。

【第二段階：怒り】

「なぜ自分がこんな目に遭うのか」「よりによってなぜこの病気なのか」という激しい怒りや恨み、不平不満を表します。

【第三段階：取引】

「悪いところを改めるので何とか命だけは助けてほしい」「どんなことでもするのでこの状態をどうにかしてほしい」などの取引を試みる。神仏や絶対的なものにすがろうとする態度です。

【第四段階：抑うつ】

取引が無駄と知り、自分の置かれた状態に無力さを感じ絶望感を感じたりします。病気や状況に対する反応的な抑うつと、症状進行や死に対しての準備的な抑うつがあります。

【第五段階：受容】

逃れられない状況や死を悟ること。死を認めつつゆったりとした平安な気持ちでいることです。

病気の受容や状況への適応は一定には進まず、行きつ戻りつします。それが他者からは過度な動揺と受け取られがちです。しかし、それはその人が置かれている状況に自分なりの意味づけをするための揺れであり、その部分を支えることが重要です。

ときには、困難を受け止めきれなかったり、自分の今後を悲観して抑うつ状態になる人もいます。活気や会話が乏しくなったり、睡眠障害、食欲の低下などが続き、日常生活に支障をきたしていたりする場合には注意が必要です。抑うつ状態から自殺を引き起こす可能性が考えられる場合には医療職に相談しましょう。

2 家族を理解する

　病気になった患者だけでなく、その家族もさまざまな困難に直面する事例を通して、家族の心情への理解を深めます。

Aさん　60歳代　女性　／筋委縮性側索硬化症（ALS）の夫と二人暮らし

　夫は呂律の回りにくさで発症しました。ALSと診断を受けた病院から、環境調整の目的で家に近い病院を紹介され入院しました。

　「診断がついてどんな病気か医師より説明を受けた時は"まさか、なんでウチのひとに？"と思った。告知されたときは泣かなかったのに、改めて病気の詳しい話を聞いたら"やっぱりそうなんだ"と思って泣いちゃった。本人もつらいだろうけどすごくしっかりしているから、私もしっかりしなきゃと思って」と医師からの説明後に語られていました。

　また、さまざまな手続きが必要だったときには「申請書類をもらってきたけれど、なにをどうすればいいのかよくわからなくて。手続きとかみんな夫がやってくれてたから…」と困った様子で何度も夫や医療スタッフに確認していました。

　胃瘻からの経管栄養や吸引などの医療的ケアが増えた際は、手技を覚えるために一生懸命練習する姿がよく見受けられ、「最初は怖くて恐る恐るだったけれど、夫に大丈夫だからといわれて、ふっきれた。でも、うまくいかないこともあってやっぱり怖い」「つらいのも苦しいのも本人なんだけれど。いくらやってもうまくできないし。苦しさを取ってあげられないのがつらい」と話されていました。

　このように、家族も患者と一緒に病気に対して悲しみ、家庭内での役割の変更を余儀なくされ、慣れないことに戸惑いながら歩んでいきます。自分が支えなくてはという責任感と、努力しても結果を得られないという無力感の板挟みになってしまいます。どこにも向けることができない怒りがわいてくることもあります。

3 特殊な状況における心理

　以上は難病患者全体についての話でしたが、一部の患者は、遺伝性疾患であったり人工呼吸器を装着しないと生きていけない状況にあったりと、より精神的負荷がかかる状況におかれています。

1）遺伝性疾患

　生まれてきた子どもに先天性の病気があるということがわかると、両親はとても大きな衝撃を受けます。「どうやって育てていけばいいか」「こんな病気に生んでしまって申し訳ない」「本人やそのきょうだいに何と説明すればいいのかわからない」などの不安や葛藤、罪悪感などがわいてきます。成長してきた本人も、他の子との違いに傷ついたり、病気が自分のせいで起こっていることではないと安心する一方で、「なんでこんな体に生んだんだ」という怒りが親に向かうこともあります。

　青年期や壮年期になって発症した病気が、思いもよらずに遺伝性だったとわかる場合もあります。患者は自分がその病気の遺伝子を持っていることを受け止めながら、次世代に引き継ぐ可能性があることを家族に伝えるかどうか、またどのように伝えるかという問題で葛藤し、申し訳なさや、家族の反応に不安になったりします。その事実を伝えられた家族も、子どもの発症や、自分も遺伝子を引き継いでいるかもしれないということに不安になります。検査によって同じ遺伝子を受け継いでいるかを調べることができますが、知らないままでいることへの不安と、知ってしまうことへの恐怖とのせめぎあいがおこります。検査の結果陽性であった場合、いつ発症するかと不安にさいなまれ、陰性だったとしても自分だけが健康で申し訳ないという罪悪感に駆られたりします。

　遺伝性疾患には結婚や就職などの差別や、出生前診断、発症前診断などの倫理的な問題が付随します。そのため、患者や家族に適切な遺伝医学情報や社会の支援体制などのさまざまな情報提供を行って対話を繰り返し、疾患による心理的、社会的問題を緩和するために遺伝カウンセリングが行われています。

2）人工呼吸器装着の選択が必要となる疾患

　症状が進行し呼吸不全などから人工呼吸器装着の選択が迫られる病気があります。問題となるのは、人工呼吸器を装着しても病気は治らず進行していくことと、一度装着したら外すことはできないということです。患者はある時点で自分の生死を決めなければならない状況に置かれます。「生きていれば楽しいことがあるかもしれない」「生きていたいがまったく動けなくなる状態に自分が耐えられるかわからない」「家族に負担はかけたくない」など、どのように病気と付き合っていくか、どのように生きていくかというような、人生観、死生観に関わる大きな問題が人工呼吸器の装着なのです。また人工呼吸器の選択は家族にも大きなストレスを与えます。家族は患者に生きていてほしいと願っているものの、患者が人工呼吸器装着に否定的であったり、装着後の介護を担うことができるか、経済的に可能かなどの不安に襲われることも多いのです。

　たとえ本人の意思を尊重して人工呼吸器を着けないという選択をしても、「もっとできることがあったのかもしれない」「本当は着けてほしかった」という思いから罪悪感や空虚感を感じることもあります。

第5章
難病患者の心理的援助法

1 援助の目標：日常生活の支援をすることで心の安定を図る

　難病患者・家族は、病気や生活上の困難を解決したいと思っています。その際、身体的に何かができることや完全にできるようになることだけを目標にすると、患者・家族・支援者とも行き詰まり感や絶望感を感じてしまいます。物理的な充足を求めながらも、精神的な充足を図ることが重要です。

1）患者の主体性を支える

　患者はさまざまなものを喪失していきますが、その状況下でも自分の生活を組み立てていけるように、本人の主体性を支えていきます。患者の意思を尊重し、選択の幅を増やすような工夫や関わりが大切です。しかし、自己決定ばかりが強調されると、自分の事ばかりに意識が集中して自己中心的になることがあります。自らの生活をコントロールしていけるように、人と人との関係性のなかで共に生きていることへの気付きをうながします。患者とコミュニケーションをとって折り合いをつけながら、その人生に寄り添うことが自立の支えとなります。

　この支えの考え方は、人はそれだけで尊いということが基本になっています。一人ひとり異なり、その人らしさも異なります。身体介護や生活援助など行うことは誰にも共通することですが、その一つひとつにそれぞれの人によって違いが出てくることを理解することが大切です。

2）家族を支援する（間接的な患者への支援）

　難病患者を介護している家族は、症状の進行とともに増える介護量や医療処置に奮闘し、不快感、孤独、死への恐怖に向き合う患者の気持ちに寄り添うなかで、身体的・精神的に疲弊し「いつまでこの生活が続くのだろうか」と不安や絶望感に駆られることがあります。

　家族は周りからは患者を支援する人と捉えられることが多く、生活が患者中心となり、社会参加や就労の機会などが失われます。家族が担っている介護を支えることで、日々の緊張感が和らぎ、家族自身が自分のための時間を過ごせるようになります。家族が支えられることで安心感が得られ、リフレッシュできると、精神的にも安定し患者への関わりにも良い影響がでます。

2 ケアを行うための基礎となること

1）信頼関係を築く

(1) 傾聴

　傾聴とは、相手が何を伝えようとしているのか、できるだけ相手の伝えようとしているまま受け取ることです。同時に相手が気づいていない心の叫びを感じ取ることでもあります。そのためには、言語的・非言語的に発せられる相手からのメッセージに積極的な関心を寄せ、心を傾けて相手の心を聴こうとすることです。相手の気持ちを先取りもせず、遅れないようにしながら相手のペースを守って聴いていくことや、相手に踏み込みすぎず、相手の望む距離を把握し対応することが大切です。

(2) 共感

　「共感」というと、"その気持ち、わかるなぁ"というように相手を理解することを思い描くことがあるかと思います。しかし、これは、相手の話を自分に置き換えて考えていると言えます。自分の考えや価値観と照らし合わせるのではなく、相手の立場に立って、あたかも相手が感じているように感じとることが大切です。また、共感していることを相手に伝え返すこともコミュニケーションをとっていくためには必要なことです。

　傾聴と共感は信頼関係を築くために、とても重要な部分を占めています。これらを言葉を通してだけでなく、身振り手振り、話を聴く姿勢や、視線、表情、声の大きさ、声色、息づかいなどの言葉ではない部分にも注意して、相手に合わせてコミュニケーションを取ることが信頼関係の構築に役立ちます。日ごろの関わりの中で、この人はとても誠実に仕事をやってくれる人だ、親身になってくれる人だ、臨機応変に対応してくれる人だなど、信頼関係が築かれていきます。

　また、プライバシーに配慮して、知りえた情報をむやみに人に話さないようにします。

2）状況を把握し、全体を見渡す

　ときに、患者・家族は症状の進行や日常生活の困難に出会い、気持ちが不安定になります。その気持ちに支援者も巻き込まれて、情緒不安定になったり、本来は病気に向かうはずの怒りを支援者に向けられて自分も苛立つということも起こりえます。親身になって支援することが大前提ですが、あまりにも距離が近すぎると、支援者も患者・家族の気持ちに巻き込まれ、混乱します。その時の状況や周囲を取り巻く環境を把握し、全体を見ながら今何が起こっているかを整理することが必要です。

3）多職種連携

　人は生物的・心理的・社会的な側面から成り立っているといわれています。このうちのどれかに問題が生じると、立ち行かなくなってしまいます。そのため一側面からのケアだけでは足りません。他の職種との連携が重要です。さまざまな職種が関わることで調和のとれたケアの提供が図れます（チーム医療）。このような安定的な支えの中で患者、家族は安心感を得ていくことができます。支援者はお互いの役割を尊重しつつ自分の担っている役割を果たしていくことが大切です。

3 援助の焦点（気に留めておくこと、気を付けておくこと）

1）表面に出された言葉だけでなくその後ろの感情にも注意を払う

　人の会話の中には、内容と感情の二つの側面があります。相手とのより良いコミュニケーションを図るにはこの「内容理解」と「感情理解」の両方を行う必要があります。

　相手の伝えようとすることに一生懸命関わっていても、どこかしっくりこないと感じるときは、訴えているものと受け取っているものの間にずれが生じていないか考えてみましょう。

　例えば、体がだるくてつらいと感じている患者から、「熱があるみたい」といわれたとき、「じゃあ、熱を測りましょう」と体温計を持ってきて熱を測るという行動をすることがあります。相手の訴える内容を理解して要望を満たすということは大切ですが、その裏に抱えている感情にも目を向けてみましょう。患者は実際に伝えたい内容をわかってほしいと同時に、言葉の後ろにある感情にも気づいてほしいと望んでいます。この表には出てこない思いを汲んで「体がだるくてつらいんですね」と一言伝えることによって、患者は支援者への信頼感を強めます。

2）その人の中での意味づけを理解する

　難病を抱えた患者・家族が不安に駆られ、混乱し、絶望感にさいなまれて身動きが取れなくなっているときは、本人が病気や今の状況をどのように受け止めているかに耳を傾けることから始めてみましょう。その時の感情を言葉にすることによって、患者自身が自分の気持ちを顧みることになり、気持ちの整理につながります。また、自分の気持ちを安心して語ることができると心につまっていたものが吐き出され、結果的に悲しみや苦しみが和らぎます。その人なりの意味づけを理解することが大切です。

第 5 章　難病患者の心理的援助法

3）難病患者の特殊性を理解する

(1) 重篤な知覚運動障害

患者が「自分の体なのに言うことを聞いてくれない」と表現するように、症状によって、健康な時には意識せずともできていたことが不自由になったり、できなくなることがあります。自分の体なのにコントロールができないということは自分自身であるということを揺るがします。不安や緊張を生み、なぜうまくできないのかと苛立ちます。その場合、患者が「自分にもできる」という感覚をもてるような工夫が必要です。これまでできていたことを取り戻すということが難しい場合、患者が選べる選択肢を多くして、患者の意思を反映した援助をすることもその一つです。

(2) コミュニケーション障害

病気の進行によってコミュニケーションをとることが困難になる場合があります。例えば、言語障害や気管切開のために発話が困難になったり、上肢の運動機能の障害によって筆談ができなくなり、自分の思いを伝えることが困難になるような場合です。上肢の運動が障害される場合には文字盤やスイッチや視線で入力できるパソコンなどの補助的な意思伝達装置を使ってコミュニケーションをとっていきます。

しかし、それでも口頭会話のような速さでやり取りができないために、周りの人の話題についていけず、人との交流を避けてしまうことがあります。また口頭会話なら表現できていた細かなニュアンスが文字だけでは伝わらず、誤解を生んでしまうことも多々あります。意思伝達手段の障害は患者ばかりではなく、家族や支援者にもとてもつらい状況をもたらします。患者は自分の意思をどうにか伝えようとし、家族・支援者は患者の言おうとしていることをなんとか汲み取ろうと膨大なエネルギーを消費します。それでもうまく伝わらないことで、お互いに苛立ち、心身ともに疲弊していきます。

コミュニケーションは言語だけではなく、非言語でも可能です。口の動きで言葉を綴ったり、表情や目の動き、身体の動かせるところを使って"はい""いいえ"の合図を決め、言わんとしていることを質問しながら確認していくという方法もあります。その際、支援者は粘り強く繰り返し関わることで、目の前にいる患者のくせや特徴に気づき、患者の伝えようとしている意思を素早く読み取ることができるようになります。また、こちらの想像することを投げかけ、徐々に患者の言いたいことに近づいていくということもできるでしょう。これまでの様子と照らし合わせて、本人もよく整理できていない気持ちを代わりに言葉にするだけでもストレスが緩和されます。たとえうまく自分の意思が伝わらず、周りの人が挫折してしまうことがあっても、自分の思いを聴いてくれようとする気持ちに救われることもあります。相手のことを理解しようとする姿勢から、コミュニケーションは始まっているのです。

重度のコミュニケーション障害がある患者が入院する場合、入院前から関わりその患者とのコミュニケーションに熟知している支援者が付き添うことができます（障害者自立支援法 - 意思疎通支援事業）。支援者が、入院時に患者の意思の伝達や必要な介護方法につ

いて説明することにより、患者と病院職員のコミュニケーションを円滑に進めるための助けになります。

4）病気や死をタブー視しない

　病気や死にゆく過程は生の一部であるということを心にとどめておき、生と死を対極のものと捉えないことが大切です。病気や死などの語りにくいことは患者・家族・支援者ともに避けてしまうことがあります。その話題を口にしようとすると、死期が迫っていることを本人に突きつけることにならないか、ショックでいることにさらに追い打ちをかけないか、自分も信じたくないなどの不安や恐怖によって、お互いに語りたいのに語れない状況が起こります。語れない気持ちほど、共にいて心を向けて聴いてくれる人がいることが支えとなります。病気や死について話すかどうか、どこまでを話題にするかは患者自身にゆだねて、語られたときには丁寧に聴くことが重要です。

5）限界を理解し踏みとどまる

　さまざまな工夫をしながら患者・家族とともに生活を支えるということは、患者・家族が生きるための基礎を支えることになり、必要不可欠なことです。しかし、先に述べたように進行性の病気については、身体機能が失われたり、限りある命を生きるなど、常に物理的、時間的な限界があることも事実です。本人や支援者がどんなに努力してもどうにもならないことが数多く存在します。そのときは、何もできない自分に耐え、踏みとどまることが大切です。何とかしたいと焦って、一方的なケア、支援者側の自己満足のケアになってしまわないように心掛けましょう。

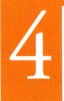

4　援助の実際―個別の援助

1）困難に出会っている患者への支援（気持ちの整理の仕方）

　気持ちの整理していくための方法としてウォーデンは以下の4つをあげています。

　①危機的な事実を認める
　②心の痛みをしっかり感じていく
　③以前と変わった状況や環境に適応していく
　④困難に対する気持ちの置き場所を自分の中に位置づけて新たな人生を歩んでいく

　つらい状況の中で嘆き悲しんだり、落ち込んだり、怒りを表すことは、自然なことであり健康的で普通の事だということを頭に置いておく必要があります。患者のうつ状態や怒りに

触れて、支援者もどうしていいか分からなくなることがあります。その時には、すぐに解決しなくてはと問題解決に取りかかるのではなく、それが今の状況に即しているか、一度立ち止まって考えてみましょう。

　悲しいこと、つらいことに対してしっかりと悲しい、つらいと感じることも悲哀の過程を進めるために必要なことです。意気消沈している人に「悲しんでないで」「落ち込まないで」と無理に元気づけようとするよりも、「それはとても悲しいですね」というようにその人の気持ちを汲むようにすることも一つの方法です。過酷な状況に直面している場合には、支援者も何と声をかけていいか分からなくなります。その時には無理に気の利いた言葉をかけようとするのではなく、その人の気持ちに共感しながら、そっと手を握ったり、黙ってうなずいたりするだけでも癒しにつながります。また、病気や困難を必ず受容しなければならないと決めつけず、その人なりの方法で病気や困難と付き合っていくことを支える姿勢を心がけましょう。気持ちを整理していくには時間がかかります。ほとんどの人には自己治癒力や適応力があるので、その力を信じて共に歩んでいくことが大切です。

2) その人らしさを支援する

　過去の経験、振る舞い、考え方などから、その人そのものを理解しようと努めましょう。患者のこれまでの生活や職業、判断の仕方、困難への対処方法などを知ることで、苦難に直面している目の前の人がどのように苦悩し、どう対処しようとしているのか、本人が問題に取り組むためのヒントが隠されているかもしれません。支援者は、本人の取り組もうとする気力や、努力、主体性を維持し支えていくことが大切です。自分でも困難に対処することができるという感覚（自己効力感）がもてたとき、適応がすすみ、不安も軽減します。

援助の実際—集団による援助（患者のサポート・グループ）

個人に対する対応ばかりでなく、集団の力を使っての対応もケア提供方法のひとつです。

集団による援助には、患者・家族などの当事者が運営するセルフヘルプ・グループと行政や医療従事者などの支援者が運営するサポート・グループがあります。病気によって孤立感が増す中で、同じような境遇に立ち、悩みを抱え、対処に試行錯誤している仲間がいるということは、患者・家族にとって大きな力になります。

仲間と語りあうことは、患者会や保健所、難病相談・支援センターが開いている交流会、病院の外来や病棟のほか、自宅でインターネットを通しても行えます。

サポート・グループによる援助では、支援者が呼びかけたメンバーが集まり、支援者が同席する中で仲間と語り合うことを通して、以下の内容の達成を目指します。

①自分一人ではないということを感じ、他の人と交流できるようになること

②お互いに新しい対処方法を学ぶこと
③自分や病気に対して新しい意味を見出せること
④自分に自信を持ち、自分も大切な存在であるという感覚を取り戻すこと

自由な語りや参加者一人ひとりの思いが語られる場を提供するためには、支援者相互の協力と研修が大切です。

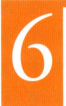 事例から学ぶ

1）個別援助

Bさん　60歳代　女性　多系統委縮症　／夫と二人暮らし

歩きにくさを自覚してから3年が経過し診断がつきました。「今後さらに進行していく病気だということを信じたくない」「よくわからないけど涙が出る」と話され、夫も本人の様子の変化を心配していました。

話を聴いていくと、「今まで自分がやってあげていた方だから、人にやってもらうのが苦痛だった。でも病気になってやってもらう方になったんだもの。嫌だと言ってられない」「今までの自分を捨てて生まれ変わらなくちゃいけない」と話され、感じている苦痛や不安に自ら蓋をしているようでした。

その後症状が進行し介護量が増えると介護をしている夫に苛立ち、声を荒げ衝突することも見られました。そのため、Bさんが感じている不安や悔しさに焦点をあて、その感情や介助してもらうことへの嫌な気持ちがあってもいいことを伝え、今までの自分を捨てたいという気持ちについて話を聴いていきました。

次第に「これまでの自分は無駄だとおもって、捨てないといけないと思っていた」「でも、それは寂しいし葛藤があったの。全部捨てなくてもいいのね」「病気にはなったけれど、そのままの自分でいいんだ」「できることをやればいいんだね」と病気になった自分を認めはじめました。そして、夫に対して抱いていた怒りについては「夫に言われる前に自分で細やかに気を配ってやってきたことが、夫にはできないから気になってしまう」ということに気づき、Bさんは自分がやってほしい介助がどこまでできるかを、そのつど夫と話し合うことで、徐々に苛立ちを軽減させていきました。

介護保険を利用し、ヘルパーが家に来るようになってからは、「いろんな人が来るようになって、気分転換になる」と話し表情も穏やかになっていきました。デイサービスやショートステイを利用することで、夫も「休む時間が取れるのでありがたいし、本人もいろんな人と話せるから楽しいらしく、とても助かる」と緊張がほぐれているようでした。

ショートステイや入院のときには、夫やヘルパー、訪問看護師、訪問リハビリスタッフが

第 5 章　難病患者の心理的援助法

普段行っている介護方法や本人の好む体勢などについて写真付きの資料にまとめ持参していました。

多職種の連携によるチーム医療によって、施設、病院職員とも本人の細やかな要望に注意を払いながらケアをすることができ、本人が安心して過ごすことに繋がっていきました。

2）集団による支援

これからあげる例は病初期の筋萎縮性側索硬化症（ALS）患者・家族を対象として行われているサポート・グループに参加された方の事例です。サポート・グループは 1 回 90 分、参加人数は 10 名程度で行われています。

Cさん　70 歳代　女性　筋委縮性側索硬化症　／夫と二人暮らし

球麻痺型（舌が萎縮して構音障害が最初にでる病型）の ALS を発症しました。サポート・グループには主に近隣に住む娘が一緒に参加していました。筆談での会話であったため、口頭で会話のできる人たちとの交流に不安がありましたが、娘やスタッフが隣についてサポートすることで話題に参加していました。

初めのころは「やっぱり話せる人がうらやましい」「でも他にも自分と同じように大変な思いをしている人がいた」「みんながどんなふうに病気に向き合っているかがわかった」と感想をのべていましたが、「実際の生活の工夫を聴けて良かった」「いろいろな人の呼吸器についての考えを聞けて参考になった」「馴染みの顔に会うとほっとする」と徐々に自分の抱えている問題に取り組んだり、他の参加者とのつながりを感じているようでした。また、継続的に参加するなかで「みんな同じ悩みを持っている」「こんな私でも役に立てれば」と、情報を知りたいという患者・家族に対して病気や療養生活に関する体験談を伝える姿が見受けられました。

また、Cさんの娘は家族としてどのように患者を支えていけばいいかという戸惑いを抱えていました。一緒にサポート・グループに参加し、「同じ立場の人と話せてよかった」こととともにCさんが他の参加者に筆談で自分の思いを伝えている内容を知って「普段直接聞けないけど、そんなふうに思ってたんだ」と本人の気持ちへの理解を深めていました。他の患者の話を聴くことや、患者・家族間のやりとりを見ることを通して、患者への関わり方や家族ができることを学んだり、Cさんを捉えなおしていきました。

このように集団による支援では、他の参加者との交流のなかで自分は一人ではないという感覚や新たな対処方法を得ることができます。また、ありのままの自分を受け止めてもらう体験や、人の役に立つという経験を通して、自分が大切な存在だという感覚を回復していきます。

○参考文献　第 4 章、第 5 章
- 厚生労働省　難病の患者に対する医療等に関する法律、
  http://www.mhlw.go.jp/seisakunitsuite/bunya/kenkou_iryou/kenkou/nanbyou/dl/140618-01.pdf
- 厚生労働省　意思疎通支援、http://www.mhlw.go.jp/bunya/shougaihoken/sanka/shien.html
- E. キューブラー・ロス、鈴木晶（訳）（2001）『死ぬ瞬間―死とその過程について』中公文庫

- J.W. ウォーデン、山本力、上地雄一郎、桑原晴子、濱崎碧（訳）（2011）『悲嘆カウンセリング―臨床実践ハンドブック』誠信書房
- 木村登紀子（2009）『つながりあう「いのち」の心理臨床―患者と家族の理解とケアのために』新曜社
- 町田いづみ（2002）『ヘルパーのためのやさしい心理学と精神医学』星和書店
- 髙松里（2009）『新装版 セルフヘルプ・グループとサポート・グループ実施ガイド――始め方・続け方・終わり方』金剛出版
- 全日本病院協会　チーム医療、http://www.ajha.or.jp/guide/pdf/080821.pdf

第6章
難病患者の介護の実際

1 難病患者の介護の問題点

　難病患者の介護では、長期に渡り進行する病状に伴う生活を支える中で、さまざまな問題に遭遇することがあります。

　例えば、神経難病の一つ、筋萎縮性側索硬化症（ALS）では自由に動かせていた手や足が病気の進行により動かせなくなり、自分で出来ていたことを全て他人に任せた日常生活を送ることになります。療養生活の中では大きな声を出して泣いたり笑ったり、ため息をつきながらも次にチャレンジをしていた生活が、ある日から人工呼吸器による空気の送り込みで生きていくことになる人もいます。進行するということは、それまで出来ていたことを諦めることでもあります。それは身体能力を失うだけではなく、それに伴い仕事や生活スタイルも失います。そんな喪失の連続は葛藤と受け入れを繰り返すことでもあります。患者本人やご家族のこの戸惑いは、どれ程の恐怖や不安や心配や怒りを抱えるのでしょうか。それも一時ではなく、何度も繰り返し襲われるのです。そのことをどれだけ理解出来るでしょうか。私たちは相手の気持ちは理解出来ないと言われていますが、でもそれを理解しようとする努力は必要です。

1）信頼関係

　病気の進行で医療や介護が必要になる病気ですが、一番大事なことは患者本人との信頼関係作りです。お互い正直に話せる関係作りを意識してケアを行うことが、信頼関係を築くことにつながります。一方的にケアをやってあげてるではなく、毎回患者本人の意思に沿っているかを意識したケアが必要になります。それは患者本人と介護者で一緒に患者本人の生活を整えていくという考えです。きちんと決められた通りに行うケアをすることと毎回確認したケアは、患者本人の心地よさや安心や安全につながり、「この人に任せたら大丈夫で安心」という信頼関係が自然と築かれていきます。進行する病気ではありますが、コミュニケーションがとれる頃からケアに関わることが非常に重要になります。それは病気が進行して医療的ケア（喀痰吸引や経管栄養）が必要になっても医療的ケアをやってくれる介護人を改めて捜さなくても、強い味方がいっぱいいるという安心感につながります。

2）意思を受けとる

　動けていた時には無意識に座り直しや寝返りなどを行い、痒いところは無意識に手が届いたことを、他人に委ねることは、無意識を意識することなので、指示を出す患者本人もかなり難しいところがあります。ましてや伝えたいことが会話で出来ていたことが、文字盤等でのコミュニケーションになればなかなか伝わらないことが多くなり、発信する患者本人は当然、受け取る介護人もイライラすることが増えます。例えば「上」と言った時に、立った状態での頭の方を指すのか、寝た状態で胸部や腹部を指すのか、その患者本人と介護人との間のルールをお互いに作っていく共同の作業期間が大変で一番つらい時期かもしれません。そ

ういう試練を通じて、信頼関係が強くなるようです。

3) チームづくり、チームでかかわる

　信頼関係を築きながらも、実際には患者本人と介護人が上手くいかなくなり、患者本人も介護者も孤立することがあります。孤立に陥らない為には介護開始時より、サービス提供責任者等とはより一層「報告・連絡・相談」をきちんと行い状況の理解者を持っておくことが大切です。出来れば本人も含めたチームをつくり、チーム全体で病気に立ち向かうようにして、いつも情報共有が出来れば理解者が増えて、介護人のみなく、患者本人や家族の孤立を防ぐことが出来ます。

4) 安全・確実なケア

　よい関係をもってチームでかかわる中で安全、確実なケアを継続することが大切です。

　例えばケアをすることで感染をさせてしまうことは絶対にしてはいけないことです。実際のケアについては「手洗い」と「うがい」という基本が大事です。特に注意をしないといけないのが手拭きタオルと汗拭きタオルは別々にすることです。せっかく手をきれいに洗っても汗を付けていてはいけません。在宅では病院みたいに完璧には出来ませんが、ケア前後の手洗いを徹底させることで予防することが出来ています。

　また、医療的ケア（吸引や経管栄養）に関わる時は感染予防が大事です。医療処置の吸引と経管栄養についてはきちんと指導を受けて、決められた方法で行うことが大事です。吸引時は吸引チューブの先にある穴を意識して痰を探りながら、決められた長さまで入れることがポイントです。経管栄養については食事ですので、開始する時に「注入します」「経管栄養します」と表現すると、「自分は車やロボットじゃないぞ」と言われるかもしれませんから言葉には注意をしましょう。

　このように在宅での難病患者の介護では難しい点もありますが、患者を理解しようという真摯な姿勢でかかわり、信頼を築いていくことが大切です。

2　災害時・緊急時における対応

　サービス計画や療養者・ご家族からの依頼により、日々介護サービスを提供している中で、ヘルパーの皆さんがその対応にとまどいや葛藤を感じることは少なくないでしょう。ましてや予測されない災害や緊急時の対応となると、その場に居合わせたヘルパーの判断は困難を極めます。ヘルパーが所属する事業所の役割や支援チームとしての対応、その後のフォロー体制も事前に考えておかないと、素早く適切に患者家族を支援することは難しくなります。

　災害時も緊急時も大切なことは、「日頃の備え」です。災害における対応と緊急時の対応について順に説明します。

1）災害時における対応

(1) 災害に関する用語の解説

①「災害」とは

災害対策基本法では、「暴風、竜巻、豪雨、豪雪、洪水、崖崩れ、土石流、高潮、地震、津波、噴火、地滑りその他の異常な自然現象又は大規模な火事若しくは爆発その他その及ぼす被害の程度においてこれらに類する政令で定める原因により生ずる被害をいう。」とされ、自然現象だけでなく、人為的な原因による被害も含んでいます。

②「要配慮者」と「避難行動要支援者」

「要配慮者」とは、妊婦・子ども・高齢者・外国人をはじめ、障害のある方等です。そのうち、災害が発生した場合、または災害が発生するおそれがある場合に自ら避難することが困難で、円滑かつ迅速な避難の確保を図るために支援を必要とする方を「避難行動要支援者」といいます。

図6-1　難病と「要配慮者」「避難行動要支援者」との関係（イメージ）図

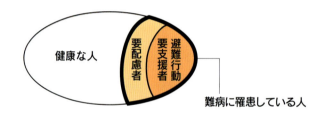

難病患者の多くは「要配慮者」に含まれ、ヘルパーが介護サービスを提供している難病患者の多くは「避難行動要支援者」です。(区市町村では、避難行動要支援者名簿が作成され、避難情報の伝達や避難支援、安否確認等の取組みが推進されています。)

図6-2　医療依存度の高い在宅療養者の災害時対応の特徴

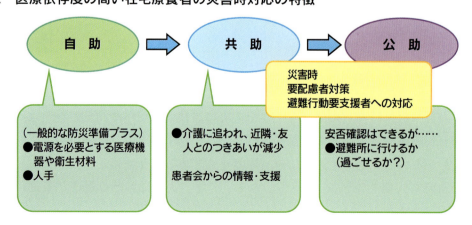

③防災対策・災害対応における「自助・共助・公助」

「自助」とは、自ら（家族も含む）の命は自らが守ること（備えること）、「共助」とは、近隣が互いに助け合って地域を守ること（備えること）、「公助」とは、行政・警察・消防・ライフラインを支える各社による応急・復旧対策活動をいいます。

防災対策においては自助が基本となります。しかし、難病患者の場合は、健康な人々に比べて薬や医療機器など準備するものが多く、自助を支援することが必要です。

(2) ヘルパーが難病患者に支援できること
①備え（患者、家族を尊重しながらお手伝いしましょう）

(ア) 日常の備蓄…一般の人と同じような備蓄（水、食料、生活用品等）の他に、経腸栄養材など特別な食料や薬剤、衛生材料（例：アルコール綿、吸引チューブ…）など、その患者さんに応じて必要な生活用品などを含めて、最低7日分は手元にあるように支援しましょう。

(イ) 部屋の安全…家具類の転倒防止や落下物や通路障害のないよう、家事援助の中で確認、支援していきましょう。

(ウ) その他…ご家族、関係者との連絡方法などを確認しておきましょう。

②支援者で確認、共有すること

難病患者には支援者がチームを組んで支援していますが、日ごろ顔を合わせる機会が少なく、情報を共有するには限界があります。そこでサービス担当者会やカンファレンスを利用して、災害対策についても支援者で確認しておきます。災害対策については、介護支援専門員、保健師などがリーダーシップを取るとよいでしょう。（在宅人工呼吸器療養者については、行政で推進している地域があります。）

(ア) 日常の備蓄…医療機器を含めて確認しましょう。

(イ) 災害別対応方法（個別計画）の確認…患者宅のハザード（浸水、土砂崩れ、高潮…等）を確認して、どのような時に避難するのか、安否確認の方法など、役割分担を含めて具体的に確認しましょう。

(ウ) 防災訓練の実施…停電時のシミュレーションや避難訓練など、患者の状態や地域のハザードに応じて、安全に十分に配慮して行いましょう。日頃の外出支援は避難訓練になります。

人工呼吸器や吸引器、在宅酸素などの医療機器を使用している患者の災害対応には、訪問看護ステーションの支援が重要です。不安なことは気軽に相談しましょう。支援者同志の日ごろからのコミュニケーションは、災害対策に関わらずとても大切です。

(3) 事業所としての災害対策

　事業所として災害対策を立てておく必要があります。職員が具体的にとる行動や連絡体制を含めた「災害対応マニュアル」の作成、事業所として備蓄しておく物品、それらを職員間で共有し、シミュレーションすることです。とくに患者宅で発生した場合や、途中で発生した場合の判断については、ヘルパー自身が身を守ることも含めてしっかりと確認しておきましょう。

　まずヘルパーご自身のご自宅での備え、ご家族との連絡方法（災害用伝言板、災害用伝言ダイヤルなど）や居住地域の防災対策（防災メールなどの情報入手方法、ハザード、避難方法、避難所の場所等）について確認しましょう！！　支援に活きてきます。

　インターネットでマニュアルや各種様式が検索できますので効果的に活用してください。

2）緊急時の対応

(1) 緊急時とは

　一般的に在宅療養においての緊急時は、①患者本人の病状急変や急病発生、②事故（転倒、転落、誤薬、誤嚥など）、③介護者の急病や事故により在宅介護ができなくなることが想定されます。進行する病気の場合、とくに病状急変を予測して早めに緊急時の対応方法について、本人、家族を含めて支援者で確認し、共有しておく必要があります。次にその手順について説明します。

(2) 手順

①医師からのインフォームドコンセント

　病気について患者や家族に説明されていることが基本です。その上で今後起りうる病状の変化について、支援者も併せて理解し、予測対応することが可能となります。

図6-3　緊急時の連絡体制（例）

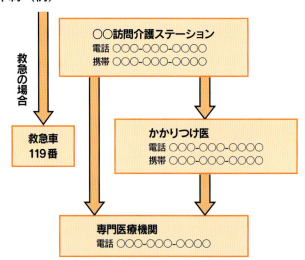

②支援チームでの共有

退院カンファレンスやサービス担当者会議などのカンファレンス設定時に、①病状の説明、②予測される病状の変化、③その際の『連絡手順』を確認し、その連絡先と手順を表にします。連絡表は患者宅の電話機付近に貼って、だれでも慌てず連絡や対応が取れるようにすることが大切です。

平日と休日、夜間、年末年始等で対応が異なる場合の留意も必要です。

③日々の支援の中で

24時間医療者がいる病院とは異なる在宅療養においては、とくに予防と早期発見が重要です。申し送りノートの活用はもちろんのこと、予兆があったら日中の時間帯での相談は大切です。訪問看護ステーションの臨時訪問や往診で、対処できることは対処し、場合によっては入院を検討することもあります。いずれにしても患者、家族が中心です。寄り添いながら支援するスタンスを忘れないようにしましょう。ご家族が不在時の連絡方法は忘れずに確認しましょう。

(3) リスクマネージメント

事故予防はもちろんのことですが、事故が起こった場合の報告、その後の事故予防にむけての対策について、ヘルパー個人の問題とせずに事業所として対応します。事故の原因と再発予防に向けて、支援に関わる関係機関で検討し、対策をとることが必要となることもあります。これらの積み上げが安全で質の高いサービスの提供に繋がっていきます。

3 難病患者を介護する視点

1) 難病療養者を介護する視点

難病と一口に言っても、各疾患それぞれに特徴があります。難病療養者の介護は各疾患や療養者個人の特性に合わせてその都度、介護の視点と手法を検討して提供していくことが必要になります。

難病の中でも特に筋・神経系難病は、療養者の生活・経済・身体に大きな影響が出るため、療養者本人だけでなく家族をも含めた支援が必要となります。

難病は原因も治療法も不明なため療養者の不安が大きく、また進行性であるため精神的にも落ち込みがちになります。

支援する際には、技術や知識だけでなく、精神的な支えとなる持続的なサービスの提供が望まれます。

療養者を支援するチームには医師・歯科医師・看護師・介護支援専門員・介護福祉士・理

学療法士・作業療法士・入浴サービス事業者など沢山の職種の人々が居ます。
　中でも訪問介護スタッフは、療養者にとって最も身近で最も沢山のサービスを提供する、チームの要とも考えられます。
　以下に、難病患者の介護の要点について述べます。

①原因も治療法も分からず、長期に療養を必要とし、しかも進行する疾患であることの理解と、疾患の基本的な知識とケアの技術が必要

②患者自身で要求を伝えることが困難な場合があるので、注意深く患者を見つめ、落ち着いた雰囲気でケアを行うこと

③医療依存度の高い患者の介護は、各専門職の十分な連携が必要

④ケアの内容が患者のニーズに合ったものであること

2）難病患者の介護

　1）に挙げた視点に沿って難病患者の介護について述べます。

(1) 長期の療養と症状の進行に合わせた介護

　病気と折り合いをつけながら長い療養生活を少しでも快適に過ごせるような支援を提供します。低下したり失った機能を取り戻そうとするよりは残っている機能をできるだけ長く有効に使えるような支援が必要です。

症例1：パーキンソン病　Aさん　女性　65歳　／疲労感とふらつきで受診し、診断されて1週間

　本人が地域包括支援センターに来所しました。「主治医より介護保険を申請しなさい。そのうち寝たきりになるから」といわれたとのことです。Aさんは、病気についての細かい説明は受けておらず、将来のことを心配して暗い表情でした。独身の息子が近くに住んでいますが仕事が忙しく、十分な支援は受けられません。家事はすべて自分で行っていますがすぐに疲れてしまうとのことでした。息子からはサボっていると思われているみたいと話していました。
　介護保険を申請すると同時に、一番負担の大きい買物の支援に訪問介護を導入しました。週に1回の支援ですが、重い米や洗剤、野菜などを買ってきてもらい、足りないものは少しずつAさんが買い足すこととしました。ヘルパーは、訪問を重ねる中でAさんの辛さを理解し、日によっても変化する症状に注意しながら自立を尊重した支援を行っています。更に月に2回の体操教室に誘ったところ、参加しています。平均年齢80歳の体操講座で、主として椅子に座ったままの運動ですが「私にはちょうどいい」と毎回笑顔で参加しています。

第6章　難病患者の介護の実際

今後は、訪問介護の回数をもう一回増やして、体に負担がかかる家事を手伝いながらAさんができることを尊重して支援していくことが必要です。

(2) 注意深く患者を見つめ、患者の言葉・思いを「聴く」

神経難病では、言葉が出にくくなる症状が有ります。患者は自身の希望を細かく伝えたいと思ってもなかなか理解してもらえないとあきらめてしまい、希望に沿わない支援でも我慢して受けていることもあります。聞き取りにくい言葉でも、注意深く聴くことで分かることが多いので、ゆったりとした雰囲気を作って「聴く」姿勢で臨んでみてください。

症例2：パーキンソン病　Bさん　女性　要介護4　寝たきり　／高齢で要支援の夫と二人暮らし

Bさんは、栄養不良と脱水で近くの病院に救急搬送された後、病院のソーシャルワーカーから「虐待の疑いがある」という事で相談が有りました。

病院でBさんに面会したところ、言語の障害が強く、何を話しているのか初めはわかりませんでしたが、耳を傾けてみると「みんなが家に帰らずにどこかの施設に入った方がいいと言うけど、知らないところに行くのは不安」「でも家だと、夫が怒鳴るので怖い」ということでした。Bさんの夫と話してみると、自身も要支援の認定を持つ身でありながら夕方から深夜までの仕事で、「午前中は寝ていたいのだが、介護で休めないうえにBさんの言っていることがわからなくて、つい大声を出してしまう」ということでした。しかし、Bさんをどこかの施設に入れたいとは思っておらず、退院後はまた自宅で介護するつもりでした。

そこで訪問介護を夫が出勤後の夕方に毎日入れて、Bさんの清潔ケアを行い、夕食の介助と翌日の朝食の準備することとしました。午前中には週に3回1時間の訪問看護を入れて、服薬支援と排泄ケアを行いました。月に1回、1週間のショートステイを利用して、その週は夫にゆっくり休んでもらうこととしました。毎日の訪問介護では、ヘルパーがゆっくりとBさんの話に耳を傾けながら体を拭いたり更衣の支援を行うことでBさんの精神的な安定を得ることが出来ました。

(3) 医療依存度の高い患者の介護

難病のなかでも特に神経難病は、病気の進行により医療依存度が大変高くなることがあります。人工呼吸器や胃ろう、尿管の留置や気管切開など、とても訪問介護では対応できそうもないと、不安になる方もいることでしょう。でも、難病患者の支援は、医師、歯科医師や看護師、保健師や介護支援専門員、理学療法士や入浴サービス業者など多くの専門職がチームとなって支えています。訪問介護はその中でも療養者の最も身近にあって日常生活の質を左右する要となる立場です。チームの一員として、分からないことや不安なことは相談しながら自信を持って支えてください。

症例3：筋委縮性側索硬化症（以降ALS）　Cさん　女性　78歳　／夫と長女、長男との4人暮らし　24時間人工呼吸器装着　胃ろう　尿管留置　コミュニケーション手段は文字盤

　Cさんは症状の進行したALSで24時間片時も目を離すことが出来ません。夫は高齢で自身も前立腺がんを患っており無理は出来ません。長男は就労しておりCさん一家にとって家計の担い手です。主たる介護者は独身の長女で、Cさんのことをとても大切に思って一生懸命介護をしています。Cさんは、まばたき以外はどこも動かすことが出来ないのですべての面で他者の介護が必要です。訪問介護と訪問看護で24時間ほとんど隙間なく支援が入っています。訪問入浴、訪問診療、訪問リハビリテーションなど、必要と思われるあらゆる関係機関が関わっています。訪問介護は3社、訪問看護は2ステーション、訪問診療は2医療機関、その他に居宅介護支援事業所、訪問入浴サービスと、関わる関係機関は9ヶ所にもなります。それらの交通整理は介護支援専門員が主として行いますが、24時間ほぼCさんのそばに居るヘルパーの観察と報告は、多機関が関わるCさんの情報を正しく知る上で大変役に立ちます。尿量や痰の状態、排泄の様子、床ずれの有無など、ヘルパーの細かい観察によりCさんの療養生活に必要なサービスが適切に伝わることができます。体位の交換や姿勢のポジショニング、目で訴えるときの内容など、技術を十分に身につけたヘルパーの支援はとても重要で、Cさんの生活の質を左右するばかりでなく、介護する長女の精神的・肉体的な支えにもなっています。

(4)　ケアの内容が患者のニーズに合ったものであること

　ケアを提供する側は当然、患者のニーズに合ったサービスを提供するべきですし、実際そのようにしていると感じていると思います。しかし、例えば清潔ケアの時間、食事の時間など、患者の希望する時間というよりは、サービスに入れる時間に合わせてもらっていることは無いでしょうか。もちろん、各事業所は多くの患者にサービスを提供しているので、患者の望む時間に合わせてサービスを提供することは難しいかもしれません、その場合でも、できるだけ患者の希望を伺い、その希望にできるだけ沿った対応を検討して関わることが望まれます。

症例4：多系統委縮症　Dさん　女性　43歳　／高齢の母と二人暮らし　日中車椅子で全介助　食事は経口摂取

　Dさんは、上下肢の機能に障害があり、歩行や寝返りなどは介助が必要ですが食事はセッティングしてもらえればゆっくりと食べることが出来ます。誤嚥の危険があるので、自分のペースで落ち着いて食べることが必要です。週に2回の訪問介護による入浴支援を受けていますが、そのうちの一回は午前中の9：30に組まれています。サービス提供事業所がその時間しか来られないからということでした。そのためDさんはその日はいつもより1時間早く起きて食事を終わらせておかねばなりませんでした。

　洗顔や更衣などすべてに高齢の母親の世話が必要なDさんは、1時間早い起床が負担でしたが、「サービスを受ける身だから」と、言い出せないでいました。スタッフがふと

第6章 難病患者の介護の実際

したきっかけでDさんの思いを知り、介護支援専門員に相談したところ、事業所に掛けあって時間を午後にずらしてもらうことが出来ました。事業所がDさんに都合を伺う前に訪問の時間を設定してしまったためにDさんが我慢する結果になっていたのでした。

3）医療依存度の高い難病患者の介護の実際

難病患者の介護では医療的依存度の高い方のケアを求められる場合が多くあります。

医師でも看護師でもないヘルパーが、そのような患者の介護を行う必要があるのです。

近年は、吸引などの医療行為であっても、一定の条件の下に介護の場面でヘルパーが行うことが認められています。

また、直接、このような医療行為を行うことが無くても、人工呼吸器や気管チューブ、尿管などの医療処置を受けている患者の生活の支援を行うことが求められています。

以下に、その際の留意すべき点について述べたいと思います。

(1) 人工呼吸器を装着している患者の介護

人工呼吸器は患者の生命をつなぐ最も大切な医療処置です。

原則的には、この機器にヘルパーが直接関与することはありません。しかし、何らかの理由で警報がなる場面に遭遇するかもしれません。その場合にはどのような対応をすればよいのか、訪問介護が導入される前に医療職や家族と確認をしておくことが必要です。

また、患者の体位の交換や排泄の介助の際に人工呼吸器の回路その他の部分がねじれたり外れたり破損したりしないよう十分に注意して行うと共に、可能であれば直接的ケアは家族と共に行うなど複数で実施できるような環境を検討することも大切です。

(2) 痰の吸引が必要な患者の介護

痰の吸引は気管切開孔でも口腔でも医療行為です。

講習を受けて、認定された方のみ行うことが出来ます。吸引を行うときは教わったとおりに実施し、患者から「もっと深い位置までチューブを入れて」とか「もっと長い時間をかけて吸引して」などと求められても、自己判断で応じないようにしましょう。

十分に吸引の効果が出ていないと感じたときは、主治医や看護師に相談して、どうすれば効果的な吸引ができるか助言を受けてください。

人工呼吸器を装着している患者の吸引の場合は、一度人工呼吸器をはずすことが必要になりますので、とくに十分な練習をつんで自信がついてから実施するようにしましょう。

(3) 清潔の支援

身体や頭髪の清潔は入浴サービスの利用で比較的、確保されるようになっていますが、口腔ケアについても同じように重要なケアとして認識されることが必要です。

口腔がきれいでない場合は、口腔内の汚染された唾液を誤嚥することで肺炎の原因となることがあります。経口で食事を取らない場合は唾液の分泌が減少するので、自浄作用が低下しますから、口を日常的に使っていない場合ほど口腔内が汚染されやすいと考えられ

ています。寝たきりの患者、神経難病の患者は嚥下機能が低下しているので、口腔ケアの方法については看護師や歯科医師等に十分指導を受けてから実施するようにします。

(4) 嚥下障害のある患者の食事支援

嚥下障害は神経難病では多くの疾患に共通の症状です。患者は口から食事を摂ることを大切に感じていますので、そのような患者の食事介助をするときは、誤嚥や窒息に十分注意して行います。

食事中のテレビやおしゃべりはできるだけ避けて、食事に集中できる環境をつくります。テーブルや椅子の高さ、車椅子の場合はリクライニングの角度など、患者にとって最も安楽な姿勢に整えます。患者のできるだけ正面に位置し、様子を観察しながらゆっくりと介助します。食材の大きさ、一回の量、硬さなどは障害の程度や患者個人の感覚によって違いますから、一人一人に合わせた内容にします。

(5) コミュニケーションが困難な患者の介護

神経難病の場合、意識や知的機能は侵されずに、患者自身の意思を伝えることが困難になることがあります。また、疾患によっては、認知機能が低下して患者自身の判断力の低下によりコミュニケーションが取りにくくなることもあります。

どのような場合でも、ケアは患者本人の希望に沿った内容で提供されることが原則ですから、あらゆる方法を考えてコミュニケーションをとる努力を行ってください。

認知機能が低下したことでコミュニケーションがとりにくくなったと思われるときは、一度に2つ以上の話をせず、静かな声でゆっくりと話すことで患者の意思を受け止めることができます。話すときは患者と同じ高さの目線で正面から話すようにしましょう。

神経難病で疾患の特徴からコミュニケーションが困難になった場合は、作業療法士や看護師とともに、各療養者それぞれの特徴に合ったコミュニケーション方法を作り上げることが必要です。

4) 神経難病以外の難病患者の介護

神経難病は他の難病に比して、障害やその進行が目に見え、また障害の程度もきわめて重篤になるので、一見して支援が必要であることがわかります。

しかし、「全身性エリテマトーデス」や「シェーグレン症候群」「リウマチ」などの膠原系の難病は、完全に寝たきりになるということは少なく、日常生活を継続しながら闘病していくことになります。紫外線に当たることで症状が増悪したり、寒い朝には両手の指がこわばって物を掴むことが出来なくなるなど、他人には理解しにくい症状で苦しんでいます。

症例5：シェーグレン症候群　Eさん　女性　66歳　／夫と二人暮らし

Eさんは、秋から冬にかけて、朝起きると手首から先が真っ白になるレイノー症状に悩まされています。

夫は重度の糖尿病があり、食事を中心としたお世話が必要です。

寒い季節は体がこわばって殆ど外に出ることは出来ません。それでも体が動かなくなるといけないと思い、早朝にウォーキングをしています。紫外線にあたると症状が悪化するので日中は歩けないのです。冬はまだ真っ暗の中を歩くことになり、Ｅさんはレイノー症状だけでなく、視力も侵されていて危険でした。冬は紫外線がやや少ないのでウォーキングを日中に切り替え、早朝のウォーキングは休止としました。できるだけ紫外線を避ける目的で、週に１回、訪問介護を導入して買物を支援することになりました。

ヘルパーが帰る直前にポットにお湯を入れておいて貰って、朝一番に、適度に暖かいお湯に手を浸せるように整えました。ほんの小さな支援ですがＥさんにとっては無くてはならない支援となっています。

5）自立を支援する介護

言うまでもないことですが、難病患者はある日突然に機能を失うわけではありません。進行の速度に個人差はありますが、徐々に機能が低下していきます。ですから、残っている機能は可能な限り使うこと、自身で行えることは極力自身で行っていただくことがひいては病気の進行を緩やかにすることにも繋がっていきます。

場合によっては、介護者が代わって行ってしまった方が速い動作もあるかもしれません。

そういう場合でも、患者本人からの希望が無いかぎりは、傍らで見守って励ますことも大切な介護です。

症例６：多発性硬化症　Ｆさん　女性　66歳　／診断後３年　ADLは自立

Ｆさんは多発性硬化症と診断された後も、病気との折り合いをつけることができず、１年ほどは殆ど外出せず、家に引きこもっている生活でした。そんなとき、地域で「唄の会」というグループを地域包括支援センターが主導してたちあげ、引きこもっている高齢者に参加のお誘いをかけ、Ｆさんは思い切って参加してみることにしました。スタッフはＦさんに対して「なんとなく歩行がゆっくりでどこか不自然な動きだな」という印象をもちましたが何も聞かずに毎回の参加を迎えていました。唄の会に１年ほど参加した後、ある日Ｆさんが職員に近づいてきて「わたし、じつは多発性硬化症なんです。だからゆっくりしか歩けないんですけど、この会に参加することをきっかけに外出する気持が芽生えて病気の事も人に言えるようになりました」と言っていました。職員も共に喜び、不自由なことは無いかと問うと「なんでも自分でやるけれど、歩いているときに転んだりするかもしれないことが不安」とのことでした。早速、週に２回、外出支援の介護が導入されました。とくに直接的な介護を必要とはしませんが、周囲に気を配りながらＦさんが安心して歩けるよう見守ってもらうことで、Ｆさんは下肢筋力の維持や精神的な安定を保つことができるようになりました。

6）終末期の介護

病状が進んで終末期を迎えた患者にとって、一日一日はとても大切です。患者が苦痛や死への恐怖から少しでも遠ざかることが出来るよう、関わる支援者はこころを一つにしてケアしていくことが必要です。毛布一枚の重さ、指先１本の位置やベッドの微妙な角度、部屋

の換気や照明、音など、患者にとってはとても繊細なケアが必要です。患者の声、目の動き、呼吸の様子などに注意し、どのようなケアが安楽なのか全力で観察してケアする事が必要です。

症例7：ALS　Gさん　女性　55歳　／高齢の母親と二人暮らし

　Gさんは進行したALSで、生きるためには人工呼吸器が必要でしたが、その選択をしませんでした。マスク式の呼吸補助は行っていましたが、もうそれでは十分な補助も出来なくなっていました。Gさんにとって最も楽なことは体を動かしてもらうことでした。連日、訪問介護や訪問看護でサービスを導入し、できるだけGさんの希望に沿うように支援していましたが、訪問介護のスタッフから「Gさんのところに行くとなかなか帰れない。要求が多くて時間がかかる」という意見が出ました。Gさんの話を聞くと、例えば「親指と人差し指の間に一枚、布を挟んでほしい。なぜかというと、指同士が直接着いているとその面積の分だけ呼吸が苦しいから。」あるいは「両膝をたてて欲しいけど両膝同士が接触しないようにしてほしい。なぜかというとくっついた膝の分、呼吸が苦しいから」ということでした。その希望を伝えるのに時間がかかってしまい申し訳ないと思っているとのことでした。また、日によって呼吸にとって楽なポジショニングが違うのでそのたびに希望を伝えるのに時間がかかってしまうということでした。

　終末期を迎えたALS患者は、これほどの呼吸困難感を耐えていることがわかり、そのことをスタッフに伝えたところ、「終末期の療養者を支援するということはそういうことなのだ。」と理解して、これまで以上にGさんの様子を細かく観察するようになり、その結果、ケアが的確になって時間の短縮にも繋がりました。

7）難病患者の介護の課題

　「難病」と聞くと、それだけで何かとても難しい病気と感じ、「自分には経験もないし介護する自信がない」と考える方も多いと思います。確かに、容易な病気ではありません。

　しかし、多くの難病患者は介護の手を必要としています。

　難病患者の介護を、積極的に行っていただくためには幾つかの課題を解決する事が必要です。

◆課題
①介護する療養者の病気について、基本的な知識の修得

　医療的なことは医師や看護師が行いますが、毎日長時間にわたって患者の身の回りのお世話をする介護職員が何も知らなくてよいはずはありません。

　介護する患者の病気とその特徴、異常の兆候や症状の特徴などについて、主治医や看護師から、十分な時間を取って、説明してもらうことが必要です。

②介護を提供するときの孤独感の解消

　病状の重い患者を一人で介護することは不安と怖れを抱かせます。

第6章　難病患者の介護の実際

　適宜あるいは定期的に、関係機関が情報交換と課題の共有をおこなって、一人ではなくチームで一人の患者を支援しているという実感を持つことが必要です。その場を与えてくれるのを待つのではなく、介護支援専門員等にどんどん要求してチームプレーができるようにしましょう。

③他者の家庭に出向いてサービスを提供するということを常に念頭におくこと

　当然の事ですが、多くのサービスを受けることが必要な患者であっても、他人が自宅に入ってくることを心から歓迎しているわけではありません。ある患者は1ヶ月に延べ150人以上のサービス提供者の訪問を受けています。患者には配偶者も子供もいますが、リビングで家族水入らずの団欒は発病して15年、一度も無かったそうです。

　来てくれる人への感謝はあるものの、他者が常に自宅に居ることの精神的ストレスについて、十分想像し、必要以上に親密になることなく節度を持った関係を維持することも必要です。

資料

指定難病に係る検討結果について

平成２６年１０月８日
厚生科学審議会疾病対策部会
指定難病検討委員会

1．はじめに
○ 難病の患者に対する医療等に関する法律（以下「法」という。）の規定に基づき、厚生労働大臣が厚生科学審議会の意見を聴いて指定難病（法第５条第１項に規定する指定難病をいう。以下同じ。）を指定するに当たり、指定難病とすべき疾病の案及び当該指定難病に係る医療費助成（法第５条第１項に規定する特定医療費の支給をいう。以下同じ。）の支給認定に係る基準（指定難病の診断に関する客観的な指標による一定の基準及び法第７条第１項に規定する病状の程度。以下「支給認定に係る基準」という。）の案を以下のとおり取りまとめた。

2．指定難病に係る検討の進め方
○ 指定難病に係る検討に当たっては、他の施策体系が確立されていない疾病を検討の対象とする。

○ なお、指定難病の指定から当該指定難病に係る医療費助成を実施するまでには、一定の準備期間が必要である。このため、平成２７年１月から医療費助成を開始する第一次実施分の指定難病については、これまでの特定疾患治療研究事業の対象疾病に加えて、当該疾病と同時に検討することが可能な疾病及び小児慢性特定疾病として新たに追加されることが検討されている疾病のうち、指定に係る要件を満たすことについて判断するための資料等が整ったものを検討対象とした。

○ 指定に係る要件等に関する学術的な整理や情報収集が不十分な疾病など、現時点で検討に時間を要する疾病については、第二次実施分（平成２７年夏から実施を予定）の指定難病に係る検討に向けて基礎的資料の収集・整理を行った上で、今秋以降に本委員会で議論することとする。

3．指定難病に係る指定の要件について
○ 指定難病に係る指定の要件は、法に規定されているが、さらに具体的な考え方の整理を行うとともに、支給認定に係る基準については、法において審議会の意見を聴いて定めることとされていることから、本委員会では、これらについて具体的な考え方を別添１のとおり取りまとめた。

○　これらの考え方に基づき、個別の疾病が指定難病の指定の要件を満たすかどうかについて、また、指定難病の要件を満たすと考えられる疾病の支給認定に係る基準について、それぞれ検討を行った。

○　この検討に当たっては、難治性疾患克服研究事業の研究班から集めた情報を活用した。

4．指定難病とすべき疾病の案及び支給認定に係る基準の案
　○　本委員会では１１３の疾病を検討の対象とした。その中で、
　　①　１疾病は、特定の薬剤により発症することが明確であり、当該薬剤の使用が禁止されている現状において、新規患者が生じる蓋然性はほぼないことを確認した。
　　②　２疾病は「長期の療養を必要とする」という要件に合致しないと判断した。
　　その結果、医療費助成の第一次実施分としては、これら３疾病を除き、別添２のとおり１１０疾病を指定難病とすべきことを本委員会の結論とした。

○　また、指定難病の患者の病状の程度については、「個々の指定難病の特性に応じ、日常生活又は社会生活に支障があると医学的に判断される程度」とした。具体的な個々の疾病の支給認定に係る基準は、別添３のとおりとした。

5．今後の検討の進め方
　○　平成２７年夏に向けて、第二次実施分として改めて指定難病の検討を行うことが予定されており、今後も継続的に委員会を開催する。その際には、難病や指定難病の要件の考え方をさらに整理するとともに、他の施策体系との整合性についても検討を行い、指定難病の指定や支給認定に係る基準の検討及び見直しを行っていくこととする。

　○　指定難病とすべき疾病の案や、支給認定に係る基準の案は、難治性疾患克服研究事業等の研究班からの情報提供や研究成果を活用し、検討時点において適切と考えられる内容を設定することとなるが、いずれも医学の進歩に合わせ、必要に応じて適宜見直しを行うこととする。

別添1

指定難病の要件について

平成27年4月28日

難病の定義

難病

○発病の機構が明らかでなく
○治療方法が確立していない
○希少な疾病であって
○長期の療養を必要とするもの

患者数等による限定は行わず、他の施策体系が樹立されていない疾病を幅広く対象とし、調査研究・患者支援を推進
例：悪性腫瘍は、がん対策基本法において体系的な施策の対象となっている

指定難病

医療費助成の対象

難病のうち、以下の要件の全てを満たすものを、
患者の置かれている状況からみて
良質かつ適切な医療の確保を図る必要性が高いものとして、
厚生科学審議会の意見を聴いて厚生労働大臣が指定

○患者数が本邦において一定の人数(注)に達しないこと
○客観的な診断基準（又はそれに準ずるもの）が確立していること

（注）人口の0.1%程度以下であることを厚生労働省令において規定する予定。

指定難病の要件について＜1＞

（1）「発病の機構が明らかでない」ことについて

○ 以下のように整理する。
　① 原因が不明または病態が未解明な疾病が該当するものとする。

　② 原因遺伝子などが判明している場合であっても病態の解明が不十分な場合は、①に該当するものとする。

　③ 外傷や薬剤の作用など、特定の外的要因によって疾病が発症することが明確であり、当該要因を回避・予防することにより発症させないことが可能な場合は①に該当しないものとする。

　④ ウイルス等の感染が原因となって発症する疾病については、原則として①に該当しないものとする。ただし、ウイルス等の感染が契機となって発症するものであって、一般的に知られた感染症状と異なる発症形態を示し、症状が出現する機序が未解明なものなどについては、個別に検討を行うものとする。

　⑤ 何らかの疾病（原疾患）によって引き起こされることが明らかな二次性の疾病は、原則として①に該当しないものとして、原疾患によってそれぞれ判断を行うものとする。

指定難病の要件について＜1＞

補足1「他の施策体系が樹立していない」ことについて

○ 以下のように整理する。
　① 難病の要件全体に含められている基本的な考え方は、他の施策体系が樹立していない疾病を広く対象とするものとされている。

　②「他の施策体系が樹立している疾病」とは、厚生労働省において難病法以外の法律等を元に調査研究等の施策が講じられている疾病で、がんや精神疾患、感染症、アレルギー疾患などがこれにあたり、難病法にいう難病として想定していない。

　③ ただし、横断的に疾病の症状や病態の一部に着目した施策が体系的に講じられていたとしても、疾病を単位とした施策が講じられていない場合は、他の施策体系が樹立しているものとして一律には取り扱わず、個別に検討する。（例えば、小児慢性疾病の対象疾病は小児期に限って支援を行っているという観点から、他の施策体系が樹立しているものとして一律には取り扱わず、個別に検討する。）

指定難病の要件について＜1＞

補足2　がんについて

○ がんについては、「がん対策基本法」及び「がん登録等の推進に関する法律」（平成28年1月1日施行予定）を中心に、難病対策とは別の施策体系が講じられている。

○ がんの定義は、学会等の統一された見解はないが、「がん登録等の推進に関する法律」第2条第1項において、「悪性新生物その他の政令で定める疾病」とされており、厚生科学審議会がん登録部会において、以下の案で承認されたところ。
（1）法第2条関係（がんの定義）
「がん」の定義として、次に掲げるものを規定すること。
・悪性新生物及び上皮内がん（ただし、以下に掲げるものを除く。）
・髄膜、脳、脊髄、脳神経及び中枢神経系のその他の部位に発生した腫瘍
・消化管間質腫瘍
・一部の卵巣腫瘍

○ このため、ICD10で悪性新生物に位置付けられている疾病など、がんに含まれる可能性のある疾病については、「がん登録等の推進に関する法律」に付随する政省令の策定状況等を踏まえ、指定難病検討委員会における検討を行う。

○ ただし、複数の疾病が併存して発生する症候群についてはがんを合併するものであっても、がんによらない他の症状が指定難病の要件を満たすような場合には、その症候群について指定難病として取り扱う。

指定難病の要件について＜1＞

補足3　精神疾患について

○ 精神疾患については、体系的な施策として障害者総合支援法における精神通院医療の制度を実施しており、その対象範囲となる疾病はICD10においてFでコードされている疾病及びG40でコードされている疾病（てんかん）とされている。

○ これを踏まえ、障害者総合支援法における精神通院医療の対象となる疾病は、基本的に指定難病の要件を満たさないものとする。

○ ただし、複数の疾病が併存して発生する症候群については、精神症状やてんかん症状を合併するものであっても、精神症状やてんかん症状によらない他の症状が指定難病の要件を満たすような場合には、その症候群について指定難病として取り扱うこととする。

資　料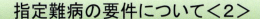

指定難病の要件について＜2＞

（2）「治療方法が確立していない」ことについて

○　以下のいずれかの場合に該当するものを対象とする。
　① 治療方法が全くない。
　② 対症療法や症状の進行を遅らせる治療方法はあるが、根治のための治療方法はない。
　③ 一部の患者で寛解状態を得られることはあるが、継続的な治療が必要。

○　治療を終了することが可能となる標準的な治療方法が存在する場合には、該当しないものとするが、臓器移植を含む移植医療については、機会が限定的であることから現時点では完治することが可能な治療方法には含めないこととする。

指定難病の要件について＜3＞

（3）「長期の療養を必要とする」ことについて

○　以下のように整理する。
　① 疾病に起因する症状が長期にわたって継続する場合であり、基本的には発症してから治癒することなく生涯にわたり症状が持続もしくは潜在する場合を該当するものとする。

　② ある一定の期間のみ症状が出現し、その期間が終了した後は症状が出現しないようなもの（急性疾患等）は該当しないものとする。

　③ 症状が総じて療養を必要としない程度にとどまり、生活面への支障が生じない疾患については、該当しないものとする。

指定難病の要件について＜3＞

補足4　致死的な合併症（心筋梗塞等）を発症するリスクが高い疾病について

○ 症状が総じて療養を必要としない程度にとどまり、生活面への支障が生じない疾患については、致死的な合併症を発症するリスクがある場合であっても、基本的に「長期の療養を必要とする」という要件に該当しないものとする。

○ しかしながら、遺伝性脂質代謝異常症のように、心筋梗塞等の致死的な合併症を発症するリスクが著しく高く、そのリスクを軽減するためにアフェレーシス治療等の侵襲性の高い治療を頻回かつ継続的に必要としている疾患がある。

○ 従って、診断時点では必ずしも日常生活に支障のある症状を認めないが、致死的な合併症を発症するリスクが高い疾病については、
① 致死的な合併症を発症するリスクが若年で通常より著しく高いこと
② 致死的な合併症を発症するリスクを軽減するための治療として、侵襲性の高い治療（例：アフェレーシス治療）を頻回かつ継続的に必要とすること
を満たす場合は「長期の療養を必要とする」という要件に該当するものとする。

指定難病の要件について＜4＞

（4）「患者数が本邦において一定の人数に達しないこと」について

○ 「一定の人数」として示されている「人口の0.1％程度以下」について、以下のように整理する。
  ① 本検討会で議論を行う時点で入手可能な直近の情報に基づいて、計算する。
    ※本邦の人口は約1.27億人、その0.1％は約12.7万人（「人口推計」（平成26年1月確定値）（総務省統計局）より）
  ② 当面の間は、0.15％未満を目安とすることとし、具体的には患者数が18万人（0.142％）未満であった場合には「0.1％程度以下」に該当するものとする。
  ③ この基準の適用に当たっては、上記を参考にしつつ、個別具体的に判断を行うものとする。

○ 患者数の取扱いについては、以下のよう整理する。
  ① 希少疾患の患者数をより正確に把握するためには、(a)一定の診断基準に基づいて診断された当該疾患の(b)全国規模の(c)全数調査という3つの要件を満たす調査が望ましいものとする。
  ② 医療費助成の対象疾患については、上記3つの要件を最も満たし得る調査として、難病患者データベース（仮称）に登録された患者数（※）をもって判断するものとする。
    ※ 医療受給者証保持者数と、医療費助成の対象外だが登録されている者の数の合計
  ③ 医療費助成の対象疾患ではない場合などは、研究班や学会が収集した各種データを用いて総合的に判断する。当該疾患が指定難病として指定された場合などには、その後、難病患者データベースの登録状況を踏まえ、本要件を満たすかどうか、改めて判断するものとする。

資 料

指定難病の要件について＜5＞

（5）「診断に関し客観的な指標による一定の基準が定まっていること」について

○ 以下のように整理する。
① 血液等の検体検査、画像検査、遺伝子解析検査、生理学的検査、病理検査等の結果とともに、視診、聴診、打診、触診等の理学的所見も、客観的な指標とする。

② 「一定の基準」とは、以下に該当するものとする。
  i. 関連学会等（国際的な専門家の会合を含む）による承認を受けた基準や、すでに国際的に使用されている基準等、専門家間で一定の合意が得られているもの。
  ii. ⅰには該当しないものの、専門家の間で一定の共通認識があり、客観的な指標により診断されることが明らかなもので、ⅰの合意を得ることを目指しているなどⅰに相当すると認められるもの。この場合、関連学会等のとりまとめ状況を適宜把握する。

指定難病の要件について＜5＞

補足5　小児慢性特定疾病の診断の手引きについて

○ 小児慢性特定疾病の診断に関しては、日本小児科学会が主体となり作成した「診断の手引き」がある。これらの「診断の手引き」の多くは、主として小児科の医師が、小児を対象として診断を可能にするという観点でとりまとめられたものとされている。

○ この「診断の手引き」については、成人を対象とした診断基準を基に小児に対する診断基準としての適否の検討を行ったものや、小児にのみ用いられることを前提とした診断基準としてとりまとめられたものなどがある。

○ そのため、指定難病の要件である診断基準の有無の検討に当たり、小児慢性特定疾病の診断で用いられている「診断の手引き」のみを根拠とする場合には、成人に適用したならば「認定基準についての考え方」を満たすかどうか、個別に検討を行うこととする。

認定基準についての考え方＜1＞

○ 医療費助成の対象患者の認定基準については、確立された対象疾患の診断基準とそれぞれの疾患の特性に応じた重症度分類等を組み込んで作成し、個々の疾患ごとに設定する。

○ これらの認定基準については、検討時点において適切と考えられる基準を設定するとともに、医学の進歩に合わせて、必要に応じて適宜見直しを行う。

○ 診断基準の検討に当たっては、以下の事項に留意する。
　① 必要な検査を列挙し、満たすべき検査値などについても具体的に記載すること。
　② 複数の検査や症状の組み合わせを必要とする場合は、一義的な解釈となるようにすること。
　③ 診断基準の中に不全型、疑い例等が含まれる場合については、それぞれの定義を明確にし、医学的に治療を開始することが妥当と判断されるものが認定されるようにすること。

認定基準についての考え方＜2＞

○ 重症度分類等の検討に当たっては、以下の事項に留意する。
- 「日常生活又は社会生活に支障がある者」という考え方を、疾病の特性に応じて、医学的な観点から反映させて定める。

- 治癒することが見込まれないが、継続的な治療により症状の改善が期待できる疾患については、その治療方法や治療効果を勘案して、重症度を設定する。

- 疾病ごとに作成されている重症度分類等がある場合は、原則として当該分類等を用いる。

- 疾病ごとに作成されている重症度分類等では日常生活又は社会生活への支障の程度が明らかではない場合、または、重症度分類等がない場合は、以下のような対応を検討する。
　① 臓器領域等ごとに作成されている重症度分類等を、疾病の特性に応じて用いる。
　　※例：心、肺、肝、腎、視力、聴力、ADL等
　② 段階的な重症度分類等の定めはないが、診断基準自体が概ね日常生活又は社会生活への支障の程度を表しているような疾病については、当該診断基準を重症度分類等として用いる。
　　※例：家族性高コレステロール血症（ホモ接合体）

資 料

難病医療費助成制度概要

（目次）

- 難病対策に関する検討の経緯　　　・・・ 1
- 法律の概要　　　・・・ 3
- 指定難病の検討　　　・・・ 11
- 都道府県における新制度実施体制の整備　　　・・・ 33

厚生労働省　健康局　疾病対策課

難病対策に関する検討の経緯

難病対策の改革に関する経緯

平成23年	9月13日	第13回 難病対策委員会 「難病対策の見直し」について審議開始
	12月1日	第18回 難病対策委員会 「今後の難病対策の検討に当たって」（中間的な整理）
平成24年	2月17日	社会保障・税一体改革大綱
	8月16日	第23回 難病対策委員会 「今後の難病対策の在り方」（中間報告）
平成25年	1月25日	第29回 難病対策委員会 「難病対策の改革について」（提言）
	8月6日	社会保障制度改革国民会議 報告書
	12月5日	「持続可能な社会保障制度の確立を図るための改革の推進に関する法律（プログラム法）」が第185回国会（臨時会）にて成立
	12月13日	第35回 難病対策委員会 「難病対策の改革に向けた取組について」（報告書）
平成26年	2月12日	第186回国会（常会）に「難病の患者に対する医療等に関する法律案」を提出
	5月23日	「難病の患者に対する医療等に関する法律」成立（平成26年法律第50号）
	10月21日	指定難病（第一次実施分）を告示（厚生労働省告示第393号）
	11月12日	「難病の患者に対する医療等に関する法律施行令及び施行規則」公布（政令第358号、厚生労働省令第121号）
平成27年	1月1日	難病の患者に対する医療等に関する法律の施行（110疾病について医療費助成を開始）
	5月13日	指定難病（第二次実施分）を告示（厚生労働省告示第266号）
	7月1日	指定難病に196疾病を追加して医療費助成を実施（指定難病306疾病）

法律の概要

資 料

難病の患者に対する医療等に関する法律（平成26年5月23日成立）

趣旨

持続可能な社会保障制度の確立を図るための改革の推進に関する法律に基づく措置として、難病の患者に対する医療費助成(注)に関して、法定化によりその費用に消費税の収入を充てることができるようにするなど、公平かつ安定的な制度を確立するほか、基本方針の策定、調査及び研究の推進、療養生活環境整備事業の実施等の措置を講ずる。

(注)これまでは法律に基づかない予算事業（特定疾患治療研究事業）として実施していた。

概要

(1) 基本方針の策定
- 厚生労働大臣は、難病に係る医療その他難病に関する施策の総合的な推進のための基本的な方針を策定。

(2) 難病に係る新たな公平かつ安定的な医療費助成の制度の確立
- 都道府県知事は、申請に基づき、医療費助成の対象難病（指定難病）の患者に対して、医療費を支給。
- 指定難病に係る医療を実施する医療機関を、都道府県知事が指定。
- 支給認定の申請に添付する診断書は、指定医が作成。
- 都道府県は、申請があった場合に支給認定をしないときは、指定難病審査会に審査を求めなければならない。
- 医療費の支給に要する費用は都道府県が支払い、国は、その2分の1を負担。

(3) 難病の医療に関する調査及び研究の推進
- 国は、難病の発病の機構、診断及び治療方法に関する調査及び研究を推進。

(4) 療養生活環境整備事業の実施
- 都道府県は、難病相談支援センターの設置や訪問看護の拡充実施等、療養生活環境整備事業を実施できる。

施行期日

平成27年1月1日　　※児童福祉法の一部を改正する法律（小児慢性特定疾病の患児に対する医療費助成の法定化）と同日

難病の新たな医療費助成制度について

○ 医療費助成の対象疾病の拡大

○ 対象疾病
- 難病：56疾病　→　306疾病

○ 受給者数
- 難病：約78万人（平成23年度）　→　約150万人（平成27年度）（試算 ※1）

○ 医療費助成の事業規模※2

年　　度	平成23年度（実績）	平成25年度（実績）	平成27年度（予算）
事　業　費 （国　費）	1,190億円 （280億円）	1,335億円 （440億円）	2,221億円 （1,111億円）

※1 平成25年12月時点の試算。
※2 平成23年度及び平成25年度は、特定疾患治療研究事業の実績。平成27年度は、難病医療費等負担金の予算額。

公平・安定的な医療費助成の仕組みの構築（難病に係る新たな医療費助成の制度①）

＜自己負担割合＞
- 自己負担割合について、特定疾患治療研究事業（旧事業）の3割から2割に引下げ。

＜自己負担上限額＞
- 所得の階層区分や負担上限額については、医療保険の高額療養費制度や障害者の自立支援医療（更生医療）を参考に設定。
- 症状が変動し入退院を繰り返す等の難病の特性に配慮し、外来・入院の区別を設定しない。
- 受診した複数の医療機関等の自己負担（※）をすべて合算した上で負担上限額を適用する。
  - ※ 薬局での保険調剤及び訪問看護ステーションが行う訪問看護を含む。

＜所得把握の単位等＞
- 所得を把握する単位は、医療保険における世帯。所得を把握する基準は、市町村民税（所得割）の課税額。
- 同一世帯内に複数の対象患者がいる場合、負担が増えないよう、世帯内の対象患者の人数で負担上限額を按分する。

＜入院時の食費等＞
- 入院時の標準的な食事療養及び生活療養に係る負担について、患者負担とする。

＜高額な医療が長期的に継続する患者の取扱い＞
- 高額な医療が長期的に継続する患者（※）については、自立支援医療の「重度かつ継続」と同水準の負担上限額を設定。
  - ※ 「高額な医療が長期的に継続する患者（「高額かつ長期」）」とは、月ごとの医療費総額が5万円を超える月が年間6回以上ある者（例えば医療保険の2割負担の場合、医療費の自己負担が1万円を超える月が年間6回以上）とする。
- 人工呼吸器等装着者の負担上限額については、所得区分に関わらず月額1,000円とする。

＜高額な医療を継続することが必要な軽症者の取扱い＞
- 助成の対象は症状の程度が一定以上の者であるが、軽症者であっても高額な医療（※）を継続することが必要な者については、医療費助成の対象とする。
  - ※ 「高額な医療を継続すること」とは、月ごとの医療費総額が33,330円を超える月が年間3回以上ある場合（例えば医療保険の3割負担の場合、医療費の自己負担が1万円以上の月が年間3回以上）とする。

＜経過措置（3年間）＞
- 既認定者の負担上限額は、上記の「高額かつ長期」の負担上限額と同様とする。
- 既認定者（※）のうち特定疾患治療研究事業の重症患者の負担上限額は、一般患者よりさらに負担を軽減。
- 既認定者については、入院時の食費負担の1/2は公費負担とする。
  - ※ 平成26年12月末までに特定疾患治療研究事業（旧事業）による医療費の支給の対象となっていて、平成27年1月1日以降も継続して療養の継続が必要とされる者

公平・安定的な医療費助成の仕組みの構築（難病に係る新たな医療費助成の制度②）

☆新たな医療費助成における自己負担上限額（月額）　　　　（単位：円）

階層区分	階層区分の基準 （（）内の数字は、夫婦2人世帯の場合における年収の目安）		患者負担割合：2割 自己負担上限額（外来＋入院）					
			原則			既認定者（経過措置3年間）		
			一般	高額かつ長期（※）	人工呼吸器等装着者	一般	特定疾患治療研究事業の重症患者	人工呼吸器等装着者
生活保護	ー		0	0	0	0	0	0
低所得Ⅰ	市町村民税非課税（世帯）	本人年収〜80万円	2,500	2,500	1,000	2,500	2,500	1,000
低所得Ⅱ		本人年収80万円超〜	5,000	5,000		5,000		
一般所得Ⅰ	市町村民税 課税以上7.1万円未満 （約160万円〜約370万円）		10,000	5,000		5,000	5,000	
一般所得Ⅱ	市町村民税 7.1万円以上25.1万円未満 （約370万円〜約810万円）		20,000	10,000		10,000		
上位所得	市町村民税25.1万円以上 （約810万円〜）		30,000	20,000		20,000		
入院時の食費			全額自己負担			1／2自己負担		

※「高額かつ長期」とは、月ごとの医療費総額が5万円を超える月が年間6回以上ある者（例えば医療保険の2割負担の場合、医療費の自己負担が1万円を超える月が年間6回以上）。

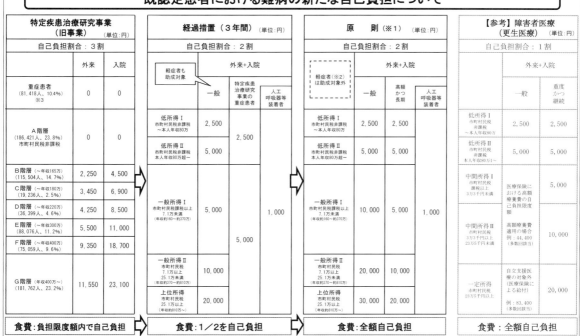

（参考）特定医療費（新たな難病の医療費助成）の支給について（自己負担の考え方）

特定医療費の支給に当たっては医療保険制度、介護保険制度による給付を優先する（保険優先制度）。
通常、医療機関の窓口では、医療費の7割を医療保険が負担し、残りの医療費の3割を患者が自己負担することになるが、特定医療費の支給認定を受けた場合は、指定医療機関での窓口負担が、自己負担上限額（月額）までとなる。
ただし、自己負担上限額と医療費の2割を比較して、自己負担上限額の方が上回る場合は、医療費の「2割」が窓口での負担額となる。

例1）　一般所得Ⅰの者が自己負担上限額（月額：1万円）まで負担する場合　（自己負担上限額：1万円　＜　医療費の2割：2万円）

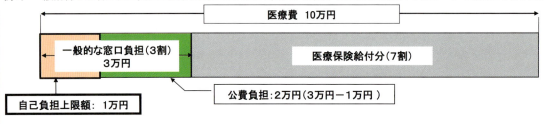

例2）　一般所得Ⅰの者が医療費の「2割」まで負担する場合　（自己負担上限額：1万円　＞　医療費の2割：0.8万円）

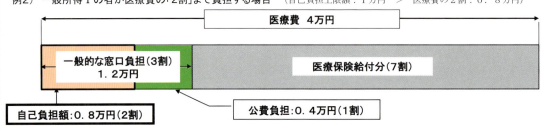

指定難病の検討

資　料

指定難病の拡充について

平成26年7月28日	指定難病検討委員会の開催
8月27日	第一次実施分指定難病案のとりまとめ
9月	パブリックコメント（第一次実施分）
10月21日	第一次実施分指定難病告示
平成27年1月　1日	医療費助成を開始（第一次実施分）
1月23日	指定難病検討委員会の再開（第二次実施分）
3月	パブリックコメント（第二次実施分）
5月　1日	第二次実施分指定難病案の取りまとめ
5月13日	第二次実施分指定難病告示
7月　1日	医療費助成を開始（第二次実施分）

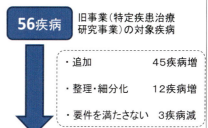

56疾病　旧事業（特定疾患治療研究事業）の対象疾病
・追加　　　　　　　45疾病増
・整理・細分化　　　12疾病増
・要件を満たさない　3疾病減

110疾病

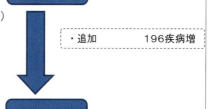

・追加　　　　　　196疾病増

306疾病

※平成27年秋から指定難病の検討に向けて情報収集を開始し、
　平成27年度中に指定難病検討委員会を再開。

第1次実施分 指定難病（平成26年10月21日厚生労働省告示第393号）①

番号	病名	備考	番号	病名	備考	番号	病名	備考
1	球脊髄性筋萎縮症	特定疾患	21	ミトコンドリア病	特定疾患	41	巨細胞性動脈炎	
2	筋萎縮性側索硬化症	特定疾患	22	もやもや病	特定疾患	42	結節性多発動脈炎	特定疾患
3	脊髄性筋萎縮症	特定疾患	23	プリオン病	特定疾患	43	顕微鏡的多発血管炎	特定疾患
4	原発性側索硬化症		24	亜急性硬化性全脳炎	特定疾患	44	多発血管炎性肉芽腫症	特定疾患
5	進行性核上性麻痺	特定疾患	25	進行性多巣性白質脳症		45	好酸球性多発血管炎性肉芽腫症	
6	パーキンソン病	特定疾患	26	HTLV-1関連脊髄症		46	悪性関節リウマチ	特定疾患
7	大脳皮質基底核変性症	特定疾患	27	特発性基底核石灰化症		47	バージャー病	特定疾患
8	ハンチントン病	特定疾患	28	全身性アミロイドーシス	特定疾患	48	原発性抗リン脂質抗体症候群	
9	神経有棘赤血球症		29	ウルリッヒ病		49	全身性エリテマトーデス	特定疾患
10	シャルコー・マリー・トゥース病		30	遠位型ミオパチー		50	皮膚筋炎／多発性筋炎	特定疾患
11	重症筋無力症	特定疾患	31	ベスレムミオパチー		51	全身性強皮症	特定疾患
12	先天性筋無力症候群		32	自己貪食空胞性ミオパチー		52	混合性結合組織病	特定疾患
13	多発性硬化症／視神経脊髄炎	特定疾患	33	シュワルツ・ヤンペル症候群		53	シェーグレン症候群	
14	慢性炎症性脱髄性多発神経炎／多巣性運動ニューロパチー	特定疾患	34	神経線維腫症	特定疾患	54	成人スチル病	
15	封入体筋炎		35	天疱瘡	特定疾患	55	再発性多発軟骨炎	
16	クロウ・深瀬症候群		36	表皮水疱症	特定疾患	56	ベーチェット病	特定疾患
17	多系統萎縮症	特定疾患	37	膿疱性乾癬（汎発型）	特定疾患	57	特発性拡張型心筋症	特定疾患
18	脊髄小脳変性症（多系統萎縮症を除く。）	特定疾患	38	スティーヴンス・ジョンソン症候群	特定疾患	58	肥大型心筋症	特定疾患
19	ライソゾーム病	特定疾患	39	中毒性表皮壊死症	特定疾患	59	拘束型心筋症	特定疾患
20	副腎白質ジストロフィー	特定疾患	40	高安動脈炎	特定疾患	60	再生不良性貧血	特定疾患

※　備考に「特定疾患」と記載のあるものは、旧事業（特定疾患治療研究事業）において医療費助成の対象（56疾病）となっていた疾病。

第1次実施分 指定難病（平成26年10月21日厚生労働省告示第393号）②

番号	病名	備考
61	自己免疫性溶血性貧血	
62	発作性夜間ヘモグロビン尿症	
63	特発性血小板減少性紫斑病	特定疾患
64	血栓性血小板減少性紫斑病	
65	原発性免疫不全症候群	特定疾患
66	IgA腎症	
67	多発性嚢胞腎	
68	黄色靱帯骨化症	特定疾患
69	後縦靱帯骨化症	特定疾患
70	広範脊柱管狭窄症	特定疾患
71	特発性大腿骨頭壊死症	特定疾患
72	下垂体性ADH分泌異常症	特定疾患
73	下垂体性TSH分泌亢進症	特定疾患
74	下垂体性PRL分泌亢進症	特定疾患
75	クッシング病	特定疾患
76	下垂体性ゴナドトロピン分泌亢進症	特定疾患
77	下垂体性成長ホルモン分泌亢進症	特定疾患
78	下垂体前葉機能低下症	特定疾患
79	家族性高コレステロール血症（ホモ接合体）	特定疾患
80	甲状腺ホルモン不応症	

番号	病名	備考
81	先天性副腎皮質酵素欠損症	
82	先天性副腎低形成症	
83	アジソン病	
84	サルコイドーシス	特定疾患
85	特発性間質性肺炎	特定疾患
86	肺動脈性肺高血圧症	特定疾患
87	肺静脈閉塞症／肺毛細血管腫症	特定疾患
88	慢性血栓塞栓性肺高血圧症	特定疾患
89	リンパ脈管筋腫症	特定疾患
90	網膜色素変性症	
91	バッド・キアリ症候群	特定疾患
92	特発性門脈圧亢進症	
93	原発性胆汁性肝硬変	特定疾患
94	原発性硬化性胆管炎	
95	自己免疫性肝炎	
96	クローン病	特定疾患
97	潰瘍性大腸炎	特定疾患
98	好酸球性消化管疾患	
99	慢性特発性偽性腸閉塞症	
100	巨大膀胱短小結腸腸管蠕動不全症	

番号	病名	備考
101	腸管神経節細胞僅少症	
102	ルビンシュタイン・テイビ症候群	
103	CFC症候群	
104	コステロ症候群	
105	チャージ症候群	
106	クリオピリン関連周期熱症候群	
107	全身型若年性特発性関節炎	
108	TNF受容体関連周期性症候群	
109	非典型溶血性尿毒症症候群	
110	ブラウ症候群	

計 110疾病

【重症度分類】
難病法第七条第一項第一号の規定に基づき厚生労働大臣が定める病状の程度は、個々の指定難病の特性に応じ、日常生活又は社会生活に支障があると医学的に判断される程度とする。

※ 備考に「特定疾患」と記載のあるものは、旧事業（特定疾患治療研究事業）において医療費助成の対象（56疾病）となっていた疾病。

疾病名対比表

疾病番号	特定疾患（旧事業）	指定難病
1	ベーチェット病	ベーチェット病
2	多発性硬化症	多発性硬化症／視神経脊髄炎
3	重症筋無力症	重症筋無力症
4	全身性エリテマトーデス	全身性エリテマトーデス
5	スモン	―
6	再生不良性貧血	再生不良性貧血
7	サルコイドーシス	サルコイドーシス
8	筋萎縮性側索硬化症	筋萎縮性側索硬化症
9	強皮症、皮膚筋炎及び多発性筋炎	全身性強皮症
9		皮膚筋炎／多発性筋炎
10	特発性血小板減少性紫斑病	特発性血小板減少性紫斑病
11	結節性動脈周囲炎	結節性多発動脈炎
11		顕微鏡的多発血管炎
12	潰瘍性大腸炎	潰瘍性大腸炎
13	大動脈炎症候群	高安動脈炎
14	ビュルガー病	バージャー病
15	天疱瘡	天疱瘡
16	脊髄小脳変性症	脊髄小脳変性症（多系統萎縮症を除く。）
17	クローン病	クローン病
18	難治性肝炎のうち劇症肝炎	―
19	悪性関節リウマチ	悪性関節リウマチ
20	パーキンソン病関連疾患	進行性核上性麻痺
20		大脳皮質基底核変性症
20		パーキンソン病

疾病番号	特定疾患（旧事業）	指定難病
21	アミロイドーシス	全身性アミロイドーシス
22	後縦靱帯骨化症	後縦靱帯骨化症
23	ハンチントン病	ハンチントン病
24	モヤモヤ病（ウイリス動脈輪閉塞症）	もやもや病
25	ウェゲナー肉芽腫症	多発血管炎性肉芽腫症
26	特発性拡張型（うっ血型）心筋症	特発性拡張型心筋症
27	多系統萎縮症	多系統萎縮症
28	表皮水疱症（接合部型及び栄養障害型）	表皮水疱症
29	膿疱性乾癬	膿疱性乾癬（汎発型）
30	広範脊柱管狭窄症	広範脊柱管狭窄症
31	原発性胆汁性肝硬変	原発性胆汁性肝硬変
32	重症急性膵炎	―
33	特発性大腿骨頭壊死症	特発性大腿骨頭壊死症
34	混合性結合組織病	混合性結合組織病
35	原発性免疫不全症候群	原発性免疫不全症候群
36	特発性間質性肺炎	特発性間質性肺炎
37	網膜色素変性症	網膜色素変性症
38	プリオン病	プリオン病
39	肺動脈性肺高血圧症	肺動脈性肺高血圧症
39		肺静脈閉塞症／肺毛細血管腫症
40	神経線維腫症	神経線維腫症
41	亜急性硬化性全脳炎	亜急性硬化性全脳炎
42	バッド・キアリ（Budd-Chiari）症候群	バッド・キアリ症候群

疾病番号	特定疾患（旧事業）	指定難病
43	慢性血栓塞栓性肺高血圧症	慢性血栓塞栓性肺高血圧症
44	ライソゾーム病	ライソゾーム病
45	副腎白質ジストロフィー	副腎白質ジストロフィー
46	家族性高コレステロール血症（ホモ接合体）	家族性高コレステロール血症（ホモ接合体）
47	脊髄性筋萎縮症	脊髄性筋萎縮症
48	球脊髄性筋萎縮症	球脊髄性筋萎縮症
49	慢性炎症性脱髄性多発神経炎	慢性炎症性脱髄性多発神経炎／多巣性運動ニューロパチー
50	肥大型心筋症	肥大型心筋症
51	拘束型心筋症	拘束型心筋症
52	ミトコンドリア病	ミトコンドリア病
53	リンパ脈管筋腫症（LAM）	リンパ脈管筋腫症
54	重症多形滲出性紅斑（急性期）	スティーヴンス・ジョンソン症候群
54		中毒性表皮壊死症
55	黄色靱帯骨化症	黄色靱帯骨化症
56	間脳下垂体機能障害（PRL分泌異常症、ゴナドトロピン分泌異常症、ADH分泌異常症、下垂体性TSH分泌異常症、クッシング病、先端巨大症、下垂体機能低下症）	下垂体性ADH分泌異常症
56		下垂体性TSH分泌亢進症
56		下垂体性PRL分泌亢進症
56		クッシング病
56		下垂体性ゴナドトロピン分泌亢進症
56		下垂体性成長ホルモン分泌亢進症
56		下垂体前葉機能低下症

※ 第1次実施分の指定難病として告示された疾病名と旧事業の医療費助成（特定疾患治療研究事業）における対象疾病（特定疾患）との名称の比較
※※ 網掛けの疾病は、旧事業の医療費助成（特定疾患治療研究事業）における疾病名と異なっているもの。
※※※ 疾病番号は、旧事業の医療費助成（特定疾患治療研究事業）によるもの。

第2次実施分 指定難病（平成27年5月13日厚生労働省告示第266号により追加）①

番号	病名	番号	病名
111	先天性ミオパチー	134	中隔視神経形成異常症/ドモルシア症候群
112	マリネスコ・シェーグレン症候群	135	アイカルディ症候群
113	筋ジストロフィー	136	片側巨脳症
114	非ジストロフィー性ミオトニー症候群	137	限局性皮質異形成
115	遺伝性周期性四肢麻痺	138	神経細胞移動異常症
116	アトピー性脊髄炎	139	先天性大脳白質形成不全症
117	脊髄空洞症	140	ドラベ症候群
118	脊髄髄膜瘤	141	海馬硬化を伴う内側側頭葉てんかん
119	アイザックス症候群	142	ミオクロニー欠神てんかん
120	遺伝性ジストニア	143	ミオクロニー脱力発作を伴うてんかん
121	神経フェリチン症	144	レノックス・ガストー症候群
122	脳表ヘモジデリン沈着症	145	ウエスト症候群
123	禿頭と変形性脊椎症を伴う常染色体劣性白質脳症	146	大田原症候群
124	皮質下梗塞と白質脳症を伴う常染色体優性脳動脈症	147	早期ミオクロニー脳症
125	神経軸索スフェロイド形成を伴う遺伝性びまん性白質脳症	148	遊走性焦点発作を伴う乳児てんかん
126	ペリー症候群	149	片側痙攣・片麻痺・てんかん症候群
127	前頭側頭葉変性症	150	環状20番染色体症候群
128	ビッカースタッフ脳幹脳炎	151	ラスムッセン脳炎
129	痙攣重積型（二相性）急性脳症	152	PCDH19関連症候群
130	先天性無痛無汗症	153	難治頻回部分発作重積型急性脳炎
131	アレキサンダー病	154	徐波睡眠期持続性棘徐波を示すてんかん性脳症
132	先天性核上性球麻痺	155	ランドウ・クレフナー症候群
133	メビウス症候群	156	レット症候群
		157	スタージ・ウェーバー症候群

第2次実施分 指定難病（平成27年5月13日厚生労働省告示第266号により追加）②

番号	病名	番号	病名
158	結節性硬化症	182	アペール症候群
159	色素性乾皮症	183	ファイファー症候群
160	先天性魚鱗癬	184	アントレー・ビクスラー症候群
161	家族性良性慢性天疱瘡	185	コフィン・シリス症候群
162	類天疱瘡（後天性表皮水疱症を含む。）	186	ロスムンド・トムソン症候群
163	特発性後天性全身性無汗症	187	歌舞伎症候群
164	眼皮膚白皮症	188	多脾症候群
165	肥厚性皮膚骨膜症	189	無脾症候群
166	弾性線維性仮性黄色腫	190	鰓耳腎症候群
167	マルファン症候群	191	ウェルナー症候群
168	エーラス・ダンロス症候群	192	コケイン症候群
169	メンケス病	193	プラダー・ウィリ症候群
170	オクシピタル・ホーン症候群	194	ソトス症候群
171	ウィルソン病	195	ヌーナン症候群
172	低ホスファターゼ症	196	ヤング・シンプソン症候群
173	VATER症候群	197	１ｐ36欠失症候群
174	那須・ハコラ病	198	４ｐ欠失症候群
175	ウィーバー症候群	199	５ｐ欠失症候群
176	コフィン・ローリー症候群	200	第14番染色体父親性ダイソミー症候群
177	有馬症候群	201	アンジェルマン症候群
178	モワット・ウィルソン症候群	202	スミス・マギニス症候群
179	ウィリアムズ症候群	203	22q11.2欠失症候群
180	ＡＴＲ−Ｘ症候群	204	エマヌエル症候群
181	クルーゾン症候群	205	脆弱X症候群関連疾患
		206	脆弱X症候群

第2次実施分 指定難病（平成27年5月13日厚生労働省告示第266号により追加）③

番号	病名	番号	病名
207	総動脈幹遺残症	232	カーニー複合
208	修正大血管転位症	233	ウォルフラム症候群
209	完全大血管転位症	234	ペルオキシソーム病（副腎白質ジストロフィーを除く。）
210	単心室症	235	副甲状腺機能低下症
211	左心低形成症候群	236	偽性副甲状腺機能低下症
212	三尖弁閉鎖症	237	副腎皮質刺激ホルモン不応症
213	心室中隔欠損を伴わない肺動脈閉鎖症	238	ビタミンD抵抗性くる病/骨軟化症
214	心室中隔欠損を伴う肺動脈閉鎖症	239	ビタミンD依存性くる病/骨軟化症
215	ファロー四徴症	240	フェニルケトン尿症
216	両大血管右室起始症	241	高チロシン血症1型
217	エプスタイン病	242	高チロシン血症2型
218	アルポート症候群	243	高チロシン血症3型
219	ギャロウェイ・モワト症候群	244	メープルシロップ尿症
220	急速進行性糸球体腎炎	245	プロピオン酸血症
221	抗糸球体基底膜腎炎	246	メチルマロン酸血症
222	一次性ネフローゼ症候群	247	イソ吉草酸血症
223	一次性膜性増殖性糸球体腎炎	248	グルコーストランスポーター1欠損症
224	紫斑病性腎炎	249	グルタル酸血症1型
225	先天性腎性尿崩症	250	グルタル酸血症2型
226	間質性膀胱炎（ハンナ型）	251	尿素サイクル異常症
227	オスラー病	252	リジン尿性蛋白不耐症
228	閉塞性細気管支炎	253	先天性葉酸吸収不全
229	肺胞蛋白症（自己免疫性又は先天性）	254	ポルフィリン症
230	肺胞低換気症候群	255	複合カルボキシラーゼ欠損症
231	α1-アンチトリプシン欠乏症	256	筋型糖原病

第2次実施分 指定難病（平成27年5月13日厚生労働省告示第266号により追加）④

番号	病名	番号	病名
257	肝型糖原病	282	先天性赤血球形成異常性貧血
258	ガラクトース-1-リン酸ウリジルトランスフェラーゼ欠損症	283	後天性赤芽球癆
259	レシチンコレステロールアシルトランスフェラーゼ欠損症	284	ダイアモンド・ブラックファン貧血
260	シトステロール血症	285	ファンコニ貧血
261	タンジール病	286	遺伝性鉄芽球性貧血
262	原発性高カイロミクロン血症	287	エプスタイン症候群
263	脳腱黄色腫症	288	自己免疫性出血病XIII
264	無βリポタンパク血症	289	クロンカイト・カナダ症候群
265	脂肪萎縮症	290	非特異性多発性小腸潰瘍症
266	家族性地中海熱	291	ヒルシュスプルング病（全結腸型又は小腸型）
267	高IgD症候群	292	総排泄腔外反症
268	中條・西村症候群	293	総排泄腔遺残
269	化膿性無菌性関節炎・壊疽性膿皮症・アクネ症候群	294	先天性横隔膜ヘルニア
270	慢性再発性多発性骨髄炎	295	乳幼児肝巨大血管腫
271	強直性脊椎炎	296	胆道閉鎖症
272	進行性骨化性線維異形成症	297	アラジール症候群
273	肋骨異常を伴う先天性側弯症	298	遺伝性膵炎
274	骨形成不全症	299	嚢胞性線維症
275	タナトフォリック骨異形成症	300	IgG4関連疾患
276	軟骨無形成症	301	黄斑ジストロフィー
277	リンパ管腫症/ゴーハム病	302	レーベル遺伝性視神経症
278	巨大リンパ管奇形（頸部顔面病変）	303	アッシャー症候群
279	巨大静脈奇形（頸部口腔咽頭びまん性病変）	304	若年発症型両側性感音難聴
280	巨大動静脈奇形（頸部顔面又は四肢病変）	305	遅発性内リンパ水腫
281	クリッペル・トレノネー・ウェーバー症候群	306	好酸球性副鼻腔炎

難病の定義

難病

○発病の機構が明らかでなく
○治療方法が確立していない
○希少な疾病であって
○長期の療養を必要とするもの

患者数等による限定は行わず、他の施策体系が樹立されていない疾病を幅広く対象とし、調査研究・患者支援を推進
　例：悪性腫瘍は、がん対策基本法において体系的な施策の対象となっている

指定難病

難病のうち、以下の要件の全てを満たすものを、患者の置かれている状況からみて良質かつ適切な医療の確保を図る必要性が高いものとして、厚生科学審議会の意見を聴いて厚生労働大臣が指定

○患者数が本邦において一定の人数(注)に達しないこと
○客観的な診断基準（又はそれに準ずるもの）が確立していること

（注）人口のおおむね0.1％程度と厚生労働省令において規定。

医療費助成の対象

指定難病の要件について＜1＞

平成27年4月28日
指定難病検討委員会資料

（1）「発病の機構が明らかでない」ことについて

○　以下のように整理する。
　① 原因が不明または病態が未解明な疾病が該当するものとする。

　② 原因遺伝子などが判明している場合であっても病態の解明が不十分な場合は、①に該当するものとする。

　③ 外傷や薬剤の作用など、特定の外的要因によって疾病が発症することが明確であり、当該要因を回避・予防することにより発症させないことが可能な場合は①に該当しないものとする。

　④ ウイルス等の感染が原因となって発症する疾病については、原則として①に該当しないものとする。ただし、ウイルス等の感染が契機となって発症するものであって、一般的に知られた感染症状と異なる発症形態を示し、症状が出現する機序が未解明なものなどについては、個別に検討を行うものとする。

　⑤ 何らかの疾病（原疾患）によって引き起こされることが明らかな二次性の疾病は、原則として①に該当しないものとして、原疾患によってそれぞれ判断を行うものとする。

指定難病の要件について＜1＞

平成27年4月28日
指定難病検討委員会資料

補足1 「他の施策体系が樹立していない」ことについて

○ 以下のように整理する。

① 難病の要件全体に含められている基本的な考え方は、他の施策体系が樹立していない疾病を広く対象とするものとされている。

② 「他の施策体系が樹立している疾病」とは、厚生労働省において難病法以外の法律等を元に調査研究等の施策が講じられている疾病で、がんや精神疾患、感染症、アレルギー疾患などがこれにあたり、難病法にいう難病として想定していない。

③ ただし、横断的に疾病の症状や病態の一部に着目した施策が体系的に講じられていたとしても、疾病を単位とした施策が講じられていない場合は、他の施策体系が樹立しているものとして一律には取り扱わず、個別に検討する。（例えば、小児慢性疾病の対象疾病は小児期に限って支援を行っているという観点から、他の施策体系が樹立しているものとして一律には取り扱わず、個別に検討する。）

指定難病の要件について＜1＞

平成27年4月28日
指定難病検討委員会資料

補足2 がんについて

○ がんについては、「がん対策基本法」及び「がん登録等の推進に関する法律」（平成28年1月1日施行予定）を中心に、難病対策とは別の施策体系が講じられている。

○ がんの定義は、学会等の統一された見解はないが、「がん登録等の推進に関する法律」第2条第1項において、「悪性新生物その他の政令で定める疾病」とされており、厚生科学審議会がん登録部会において、以下の案で承認されたところ。
（1）法第2条関係（がんの定義）
「がん」の定義として、次に掲げるものを規定すること。
・悪性新生物及び上皮内がん（ただし、以下に掲げるものを除く。）
・髄膜、脳、脊髄、脳神経及び中枢神経系のその他の部位に発生した腫瘍
・消化管間質腫瘍
・一部の卵巣腫瘍

○ このため、ICD10で悪性新生物に位置付けられている疾病など、がんに含まれる可能性のある疾病については、「がん登録等の推進に関する法律」に付随する政省令の策定状況等を踏まえ、指定難病検討委員会における検討を行う。

○ ただし、複数の疾病が併存して発生する症候群についてはがんを合併するものであっても、がんによらない他の症状が指定難病の要件を満たすような場合には、その症候群について指定難病として取り扱う。

指定難病の要件について＜1＞

平成27年4月28日
指定難病検討委員会資料

補足3　精神疾患について

○　精神疾患については、体系的な施策として障害者総合支援法における精神通院医療の制度を実施しており、その対象範囲となる疾病はICD10においてFでコードされている疾病及びG40でコードされている疾病（てんかん）とされている。

○　これを踏まえ、障害者総合支援法における精神通院医療の対象となる疾病は、基本的に指定難病の要件を満たさないものとする。

○　ただし、複数の疾病が併存して発生する症候群については、精神症状やてんかん症状を合併するものであっても、精神症状やてんかん症状によらない他の症状が指定難病の要件を満たすような場合には、その症候群について指定難病として取り扱うこととする。

指定難病の要件について＜2＞

平成27年4月28日
指定難病検討委員会資料

（2）「治療方法が確立していない」ことについて

○　以下のいずれかの場合に該当するものを対象とする。
　① 治療方法が全くない。
　② 対症療法や症状の進行を遅らせる治療方法はあるが、根治のための治療方法はない。
　③ 一部の患者で寛解状態を得られることはあるが、継続的な治療が必要。

○　治療を終了することが可能となる標準的な治療方法が存在する場合には、該当しないものとするが、臓器移植を含む移植医療については、機会が限定的であることから現時点では完治することが可能な治療方法には含めないこととする。

指定難病の要件について＜3＞

平成27年4月28日
指定難病検討委員会資料

（3）「長期の療養を必要とする」ことについて

○ 以下のように整理する。
　① 疾病に起因する症状が長期にわたって継続する場合であり、基本的には発症してから治癒することなく生涯にわたり症状が持続もしくは潜在する場合を該当するものとする。

　② ある一定の期間のみ症状が出現し、その期間が終了した後は症状が出現しないようなもの（急性疾患等）は該当しないものとする。

　③ 症状が総じて療養を必要としない程度にとどまり、生活面への支障が生じない疾患については、該当しないものとする。

指定難病の要件について＜3＞

平成27年4月28日
指定難病検討委員会資料

補足4　致死的な合併症（心筋梗塞等）を発症するリスクが高い疾病について

○ 症状が総じて療養を必要としない程度にとどまり、生活面への支障が生じない疾患については、致死的な合併症を発症するリスクがある場合であっても、基本的に「長期の療養を必要とする」という要件に該当しないものとする。

○ しかしながら、遺伝性脂質代謝異常症のように、心筋梗塞等の致死的な合併症を発症するリスクが著しく高く、そのリスクを軽減するためにアフェレーシス治療等の侵襲性の高い治療を頻回かつ継続的に必要としている疾患がある。

○ 従って、診断時点では必ずしも日常生活に支障のある症状を認めないが、致死的な合併症を発症するリスクが高い疾病については、
① 致死的な合併症を発症するリスクが若年で通常より著しく高いこと
② 致死的な合併症を発症するリスクを軽減するための治療として、侵襲性の高い治療（例：アフェレーシス治療）を頻回かつ継続的に必要とすること
を満たす場合は「長期の療養を必要とする」という要件に該当するものとする。

指定難病の要件について＜4＞

平成27年4月28日
指定難病検討委員会資料

（4）「患者数が本邦において一定の人数に達しないこと」について

〇 「一定の人数」として示されている「人口の0.1％程度以下」について、以下のように整理する。
　① 本検討会で議論を行う時点で入手可能な直近の情報に基づいて、計算する。
　　　※本邦の人口は約1.27億人、その0.1％は約12.7万人（「人口推計」（平成26年1月確定値）（総務省統計局）より）
　② 当面の間は、0.15％未満を目安とすることとし、具体的には患者数が18万人（0.142％）未満であった場合には「0.1％程度以下」に該当するものとする。
　③ この基準の適用に当たっては、上記を参考にしつつ、個別具体的に判断を行うものとする。

〇 患者数の取扱いについては、以下のよう整理する。
　① 希少疾患の患者数をより正確に把握するためには、(a)一定の診断基準に基づいて診断された当該疾患の(b)全国規模の(c)全数調査という3つの要件を満たす調査が望ましいものとする。
　② 医療費助成の対象疾患については、上記3つの要件を最も満たし得る調査として、難病患者データベース（仮称）に登録された患者数（※）をもって判断するものとする。
　　　※ 医療受給者証保持者数と、医療費助成の対象外だが登録されている者の数の合計
　③ 医療費助成の対象疾患ではない場合などは、研究班や学会が収集した各種データを用いて総合的に判断する。当該疾患が指定難病として指定された場合などには、その後、難病患者データベースの登録状況を踏まえ、本要件を満たすかどうか、改めて判断するものとする。

指定難病の要件について＜5＞

平成27年4月28日
指定難病検討委員会資料

（5）「診断に関し客観的な指標による一定の基準が定まっていること」について

〇 以下のように整理する。
　① 血液等の検体検査、画像検査、遺伝子解析検査、生理学的検査、病理検査等の結果とともに、視診、聴診、打診、触診等の理学的所見も、客観的な指標とする。

　②「一定の基準」とは、以下に該当するものとする。
　　i. 関連学会等（国際的な専門家の会合を含む）による承認を受けた基準や、すでに国際的に使用されている基準等、専門家間で一定の合意が得られているもの。
　　ii. ⅰには該当しないものの、専門家の間で一定の共通認識があり、客観的な指標により診断されることが明らかなもので、ⅰの合意を得ることを目指しているなどⅰに相当すると認められるもの。この場合、関連学会等のとりまとめ状況を適宜把握する。

指定難病の要件について＜5＞

平成27年4月28日
指定難病検討委員会資料

補足5　小児慢性特定疾病の診断の手引きについて

○　小児慢性特定疾病の診断に関しては、日本小児科学会が主体となり作成した「診断の手引き」がある。これらの「診断の手引き」の多くは、主として小児科の医師が、小児を対象として診断を可能にするという観点でとりまとめられたものとされている。

○　この「診断の手引き」については、成人を対象とした診断基準を基に小児に対する診断基準としての適否の検討を行ったものや、小児にのみ用いられることを前提とした診断基準としてとりまとめられたものなどがある。

○　そのため、指定難病の要件である診断基準の有無の検討に当たり、小児慢性特定疾病の診断で用いられている「診断の手引き」のみを根拠とする場合には、成人に適用したならば「認定基準についての考え方」を満たすかどうか、個別に検討を行うこととする。

認定基準についての考え方＜1＞

平成27年4月28日
指定難病検討委員会資料

○　医療費助成の対象患者の認定基準については、確立された対象疾患の診断基準とそれぞれの疾患の特性に応じた重症度分類等を組み込んで作成し、個々の疾患ごとに設定する。

○　これらの認定基準については、検討時点において適切と考えられる基準を設定するとともに、医学の進歩に合わせて、必要に応じて適宜見直しを行う。

○　診断基準の検討に当たっては、以下の事項に留意する。
　①　必要な検査を列挙し、満たすべき検査値などについても具体的に記載すること。
　②　複数の検査や症状の組み合わせを必要とする場合は、一義的な解釈となるようにすること。
　③　診断基準の中に不全型、疑い例等が含まれる場合については、それぞれの定義を明確にし、医学的に治療を開始することが妥当と判断されるものが認定されるようにすること。

認定基準についての考え方＜2＞

平成27年4月28日
指定難病検討委員会資料

○ 重症度分類等の検討に当たっては、以下の事項に留意する。

- 「日常生活又は社会生活に支障がある者」という考え方を、疾病の特性に応じて、医学的な観点から反映させて定める。

- 治癒することが見込まれないが、継続的な治療により症状の改善が期待できる疾患については、その治療方法や治療効果を勘案して、重症度を設定する。

- 疾病ごとに作成されている重症度分類等がある場合は、原則として当該分類等を用いる。

- 疾病ごとに作成されている重症度分類等では日常生活又は社会生活への支障の程度が明らかではない場合、または、重症度分類等がない場合は、以下のような対応を検討する。
  ① 臓器領域等ごとに作成されている重症度分類等を、疾病の特性に応じて用いる。
  　※例：心、肺、肝、腎、視力、聴力、ADL等
  ② 段階的な重症度分類等の定めはないが、診断基準自体が概ね日常生活又は社会生活への支障の程度を表しているような疾病については、当該診断基準を重症度分類等として用いる。
  　※例：家族性高コレステロール血症（ホモ接合体）

都道府県における新制度実施体制の整備

新制度の支給認定に必要な書類

提出書類	既認定者	新規認定者
申請書	新様式（特定医療費の支給認定申請書）	同左
診断書（臨床調査個人票）	特定疾患治療研究事業の様式 ※ 新制度の初回申請時に限る ※ 記載は指定医以外の医師が記載した場合も可	新様式 ※難病指定医による記載が必要
住民票	支給認定に必要となる住民票 ※ 申請者及び下記により保険証の写しなどを確認する必要がある構成員が全員含まれているものに限る	同左
世帯の所得を確認できる書類	市町村民税(非)課税証明書等の所得状況が確認できる書類	同左
保険証（写しなど）	被保険者証・被扶養者証・組合員証などの医療保険の加入関係を示すもの。 ※保険証の写し ・患者が国民健康保険又は後期高齢者医療制度に加入している場合は、世帯全員分 ・患者が上記保険以外（健康保険組合、協会けんぽ等）に加入している場合は、当該患者分（患者が被扶養者の場合は、被保険者本人分も合わせて必要）	同左
医療保険の所得区分確認書類	同意書(医療保険の区分確認)	同左
その他必要に応じて提出が必要な書類	医師の診断書(重症患者認定用)	－
	人工呼吸器等装着者であることを証明する書類	同左
	世帯内に他に特定医療費又は小児慢性特定疾病医療費の受給者がいることを証明する書類	同左
	－	医療費について確認できる書類 ※「高額かつ長期」又は軽症高額該当に該当することを確認するために必要な領収書等
	介護保険被保険者証の写し	同左

自己負担上限額の管理について

○ 特定医療費の受給者については、所得により月々の自己負担上限額が定められているが、病院、薬局等2か所以上の指定医療機関を利用する場合を考慮し、自己負担上限額の管理を行う必要がある。

○ このため、都道府県から医療受給者証とあわせて「自己負担上限額管理票」を交付することとする。患者の方は指定難病に係る治療等を指定医療機関で受ける度に、その機関が徴収した額を各機関において管理票に記入してもらい、自己負担の累積額が月間自己負担上限額まで達した場合には、その旨をその時に受診した指定医療機関に確認してもらう。

○ 自己負担上限額に達した場合は、その月においてそれ以上の自己負担がなくなる。

（以下は現時点でのイメージ）

平成　年　月分自己負担上限額管理票						
受診者名				受給者番号		
				月間自己負担上限額　　　　円		
日付	指定医療機関名	医療費総額(10割分)	自己負担額	自己負担の累積額(月額)	徴収印	
月　日						
月　日						
月　日						
上記のとおり月額自己負担上限額に達しました。						
日付	指定医療機関名				確認印	
月　日						

支給認定事務の手順について

【基本的な流れ】

◆ 特定医療費の支給認定に当たっては、特定医療を受ける者の支給認定世帯(※)の所得に応じて、月毎の自己負担上限額を定める。

※ 支給認定世帯とは、指定難病の患者と当該患者の支給認定基準世帯員からなる。

◆ 支給認定世帯の範囲の確認を行う。この場合、範囲は同一の医療保険を単位とする
◆ 支給認定世帯の所得は、医療保険の保険料の算定対象となっている者の所得を確認する

◆ 特定医療を受ける者の支給認定世帯の所得に応じて、月毎の自己負担上限額を決定する。

（参考）提出された書類に基づき支給認定世帯の範囲、所得の確認作業を行い、月毎の自己負担上限額を定める。

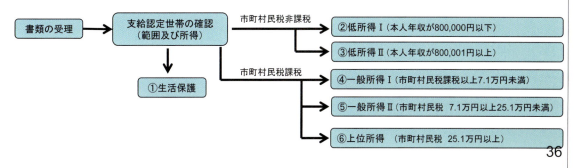

難病の医療費助成に係る「支給認定世帯」について

○ 支給認定世帯の単位については、同じ医療保険に加入している者によって範囲を設定する。
○ 医療保険の加入関係が異なる場合には、税制における取扱いに関係なく、別の支給認定世帯として取り扱う。

【被用者保険】
・被保険者及びその被扶養者を一つの加入単位とする。
・被扶養者は被保険者の申告に基づいて決定される。その際、被扶養者となる者が被保険者の直系尊属、配偶者、子、孫及び弟妹であれば、住民票上の同一の世帯に属しているかを問わない。
・一定以上の収入がある者は、被扶養者となることはできず、その者は別の単位として医療保険に加入する。

【国民健康保険】
・保険料は、世帯内の加入者数及び所得等に応じて決まる。
・保険料の納付義務者は、住民票上の世帯主となる。

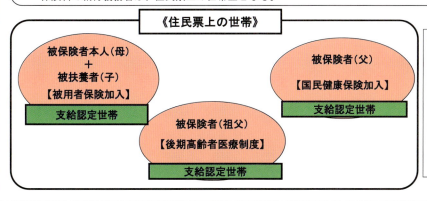

○ 医療保険に基づく支給認定世帯を単位にした場合、住民票上の世帯と対象者が異なる。

○ 左の図では、祖父・父・母・子の4人が住民票上の同一世帯となるが、医療保険を単位にした支給認定世帯の場合、同一世帯になるのは母と子のみ。

所得を確認する対象者について

支給認定世帯の所得状況は、当該支給認定世帯における医療保険の保険料の算定対象となっている者を確認する。
※医療を受ける者が、被保険者であっても被扶養者であっても上記原則は変わらない。

被用者保険

- 被保険者（夫）
- 被扶養者（妻）
- 被扶養者（子）

健康保険など国民健康保険以外の医療保険なら被保険者の所得状況

国民健康保険

- 被保険者（夫）
- 被保険者（妻）
- 被保険者（子）

国民健康保険なら「住民票上の世帯」内の被保険者全員の所得状況

世帯内で複数の患者が存在する場合の自己負担上限額の按分方法について

○ 新制度では、世帯内に複数の患者が存在する場合、患者が複数となっても世帯の負担が増えないよう世帯内の対象患者数を勘案して負担上限額を按分する。

＜参考＞
・難病対策委員会報告書（抜粋）
　同一世帯内に複数の難病の医療費助成の対象患者がいる場合、負担が増えないよう、世帯内の対象患者の人数で負担限度額を按分する。
　［旧事業］：「1人の患者の自己負担限度額＋他の患者の自己負担限度額×1/10×人数」が世帯における負担限度額

○ また、同一世帯内に難病と小児慢性特定疾病の患者がいる場合にも、世帯の負担上限額が増えないようにする。

【按分の計算方法】
各患者の負担上限額＝患者本人の負担上限額×（世帯で最も高い者の負担上限額／世帯における負担上限額の総額）
＊「世帯内の対象患者の中で最も高い負担上限額」が世帯全体の負担上限額になるように、各患者の負担上限額を設定する。

＜具体例＞　※ 世帯の所得階層が上位の場合とし、括弧内の金額は自己負担上限額を指す。
●A（難病【原則：3万円】）、B（難病【高額かつ長期：2万円】）
　A：3万円×（3万円／5万円）＝18,000円
　B：2万円×（3万円／5万円）＝12,000円　　世帯の総額　3万円

●A（難病【高額かつ長期：2万円】）、B（小慢【原則：1.5万円】）、C（小慢【高額かつ長期：1万円】）
　A：2万円×（2万円／4.5万円）＝8,880円
　B：1.5万円×（2万円／4.5万円）＝6,660円
　C：1万円×（2万円／4.5万円）＝4,440円　　世帯の総額　19,980円

資料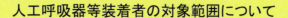

人工呼吸器等装着者の対象範囲について

○ 人工呼吸器その他の生命の維持に必要な装置を装着していることにより特別の配慮を必要とする者については、告示において以下の要件を規定した。

- 継続して常時生命維持管理装置を装着する必要がある者であること
  かつ
- 日常生活動作が著しく制限されている者であること

＜具体的に想定される例（要件に適合するか個別に判断）＞
- 気管切開口又は鼻マスク若しくは顔マスクを介して、人工呼吸器を装着している神経難病等の患者
- 体外式補助人工心臓を装着している末期心不全等の患者等

【以下のような運用方法とする】

○ 生命維持管理装置のうち、人工呼吸器を装着している者について、「継続して常時」とは、指定医（※）が、医学的に一日中施行することが必要であって離脱の可能性がないと判断した場合。

※ 経過措置対象者は指定医でない医師でも可とする。

○ 「日常生活動作が著しく制限されている者」とは、以下の項目に係る介護度（※※）の各項目において、いずれも「部分介助」または「全介助」に該当する者。
　　［項目］：食事、椅子とベッド間の移動、整容、トイレ動作、入浴、移動、階段昇降、更衣、排便コントロール、排尿コントロール

※※ 日常生活動作（ADL）の評価に用いられているバーセルインデックスをもとに設定。

経過措置期間中の取扱いについて

○経過措置期間：3年間（平成29年12月31日まで）
・1年ごとに更新が必要。
・重症患者認定についても、変更が可能。

○ 経過措置対象者について更新と支給認定の手続は毎年行うことになるが、基準への該当の有無に関係なく3年間対象となるよう法令上規定。（平成26年12月31日時点で特定疾患治療研究事業の重症度分類等の基準に該当する者として規定。）

○ 新制度における初回の診断は指定医以外の者でよいが、更新の際は、指定医（協力難病指定医を含む）に診断してもらう必要がある。
- 階層区分の変更は、更新時及び変更申請により行う。
- 対象から外れないため、新制度における初回の認定以外は指定難病審査会での審査は不要。

＜重症患者認定等の変更＞

○ 自己負担上限額を変更するものとして、階層区分の変更と同様に、随時の変更申請及び更新時の申請に基づき認定を行う。当該申請時には重症患者認定の診断書の提出を求める。

○ 基準を満たさなくなった者については、「経過措置の『一般』」の自己負担上限額に変更することとなる。

○ 人工呼吸器等装着者についても上記と同様。

指定医について

1. 指定医の要件

	要　件	患者の新規の認定の際に必要な診断書の作成	患者の更新の認定の際に必要な診断書の作成
（1）　難病指定医（＊）	① 診断又は治療に5年以上従事した経験があり、申請時点において、関係学会の専門医の資格を有していること。 ② 診断又は治療に5年以上従事した経験があり、一定の研修（※）を修了していること。 ※1～2日程度の研修	○	○
（2）　協力難病指定医	③ 診断又は治療に5年以上従事した経験があり、一定の研修（※※）を修了していること。※※1～2時間程度の研修	×	○

＊　<u>法施行時の経過措置として、5年以上診断・治療経験があり指定難病の診断等に従事したことがある者については、平成29年3月31日までに研修を受けることを条件に難病指定医になることができる。</u>

2. 指定医の役割
○ 難病の医療費助成の支給認定申請に必要な診断書（臨床調査個人票）を作成すること。
○ 患者データ（診断書の内容）を登録管理システムに登録すること。

> （指定医の職務）指定医は、指定難病の患者が指定難病にかかっていること及びその病状の程度を証する臨床調査個人票の作成の職務並びに法第3条第1項の規定に基づき国が講ずる難病に関する情報の収集に関する施策に資する情報の提供の職務を行うこと。

3. 指定の有効期間
「指定医」の指定は、5年ごとの更新制とする。

指定医療機関について

1 指定について
○ 指定医療機関の指定対象としては、難病の患者に対する医療等に関する法律に規定する病院、診療所、薬局のほか、政令において、訪問看護事業所等を規定することとしている。
○ 病院、診療所、薬局等の開設者の申請により、都道府県知事が指定を行う。
○ 指定申請に必要な事項は、名称、所在地、保険医療機関であること等を厚生労働省令で定める。
○ 申請者が保険医療機関等でないとき、特定医療費の支給に関して重ねて勧告等を受けているとき、役員・職員が禁固・罰金刑を受けてから5年を経過していないとき等には、都道府県知事は指定をしないことができる。
○ 指定は6年ごとに更新を受けなければならない。

2 責務について
○ 指定医療機関の診療方針は健康保険の診療方針の例によるほか、指定医療機関は、良質かつ適切な特定医療を行わなければならない。

3 監督について
○ 都道府県知事は、必要があると認めるときは、医療機関の開設者等に対し報告や帳簿書類等の提出を命じ、出頭を求め、又は職員に関係者に対し質問させ、診療録等につき検査させることができる。
○ 診療方針等に沿って良質かつ適切な特定医療を実施していないと認めるときは、期限を定めて勧告することができ、勧告に従わない場合に公表、命令することができる。

4 取消しについて
○ 診療方針等に違反したとき、特定医療費の不正請求を行ったとき、命令に違反したとき等において、都道府県知事は指定を取り消すことができる。

指定医療機関の特定について

1 指定医療機関の特定の意義
○ 医療機関との適切な治療関係の構築や、質の高い医療の継続的な提供といった観点から、都道府県は、支給認定をしたときは、支給認定を受けた指定難病患者が特定医療を受ける指定医療機関を定めることとされている。（法第7条第3項）
○ 指定医療機関で受診した場合には、医療費助成の対象となる。
（医療費助成の対象となる医療は、支給認定に係る指定難病に係るものに限る）

2 特定された指定医療機関の変更
○ 特定後に指定医療機関を変更する場合には事前に申請の上、支給認定の変更の認定を受ける必要がある。（法第10条第3項）

3 その他指定医療機関の特定に係る留意事項
○ 医療受給者証には、原則として、申請の際に患者から利用の希望のあった個別の指定医療機関名を記載すること。なお、当該医療機関名については複数記載して差し支えない。
○ また、医療受給者証の余白、裏面等に「緊急その他やむを得ない場合には、本医療受給者証に名称が記載されている指定医療機関以外の指定医療機関での診療等も特定医療費の支給対象となる」と記載すること。なお、「緊急その他やむを得ない場合」とは、旅行中等に受給者証に記載された指定医療機関以外の指定医療機関を受診した場合等が想定される。
○ 法の施行に当たっては、医療受給者証の交付が円滑に行うため、暫定的な措置として、平成27年6月30日までに特定医療費の支給認定に係る申請を行った者については、医療受給者証に「難病法に基づき指定された指定医療機関」と記載すること等の柔軟な対応を行っても差し支えない。

※ 支給認定を行う自治体以外に所在する医療機関を特定することも差し支えない。

平成24年4月から、介護職員等による喀痰吸引等
（たんの吸引・経管栄養）についての制度がはじまります。

～介護サービスの基盤強化のための介護保険法等の一部を改正する法律
（平成23年法律第72号）の施行関係～

平成23年11月

厚生労働省

たんの吸引等の制度

（いつから始まりますか）
平成24年4月から、
「社会福祉士及び介護福祉士法」（昭和62年法律第30号）の一部改正（※）により、介護福祉士及び一定の研修を受けた介護職員等においては、**医療や看護との連携による安全確保が図られていること**等、一定の条件の下で『**たんの吸引等**』の行為を実施できることになります。

※「介護サービスの基盤強化のための介護保険法等の一部を改正する法律」（平成23年法律第72号）の第5条において、「社会福祉士及び介護福祉士法」の中で介護福祉士等によるたんの吸引等の実施を行うための一部改正が行われました。

（対象となる医療行為は何ですか）
【たんの吸引等の範囲】
今回の制度で対象となる範囲は、
　○たんの吸引（口腔内、鼻腔内、気管カニューレ内部）
　○経管栄養（胃ろう又は腸ろう、経鼻経管栄養）
です。

※実際に介護職員等が実施するのは研修の内容に応じ、上記行為の一部又は全部です。

（誰が行うのでしょうか）
今回の制度では、医師の指示、看護師等との連携の下において、
　○**介護福祉士**（※）
　○**介護職員等**（具体的には、ホームヘルパー等の介護職員、上記以外の介護福祉士、特別支援学校教員等）であって一定の研修を修了した方
が実施できることになります。

※介護福祉士については平成27年度（平成28年1月の国家試験合格者）以降が対象。

（どこで行われるのでしょうか）
特別養護老人ホーム等の施設や在宅（訪問介護事業所等から訪問）などの場において、介護福祉士や介護職員等のいる**登録事業者**（P-6参照）により行われます。

※登録事業者には、介護保険法や障害者自立支援法の施設や事業所などが、医療関係者との連携などの一定の要件を満たした上でなることができます。

《参考：これまでの背景》

これまで介護職員等によるたんの吸引等は、当面のやむを得ない措置として一定の要件の下に運用（実質的違法性阻却）されてきましたが、将来にわたって、より安全な提供を行えるよう今回法制化に至りました。
なお法制化にあたっては、利用者を含む関係者から成る検討の場（介護職員等によるたんの吸引等の実施のための制度の在り方に関する検討会）が設けられました。

たんの吸引等の提供イメージ

施設・在宅どちらにおいても医療関係者との連携の下で安全に提供できる体制を構築します。

~施設の場合~

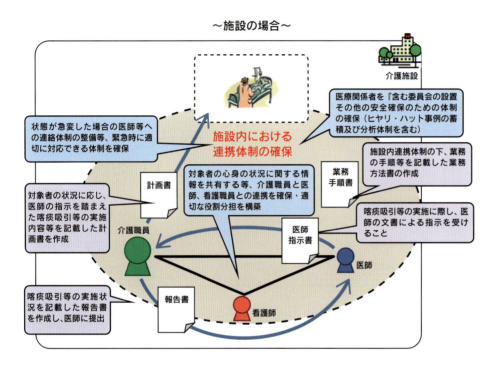

~在宅の場合~

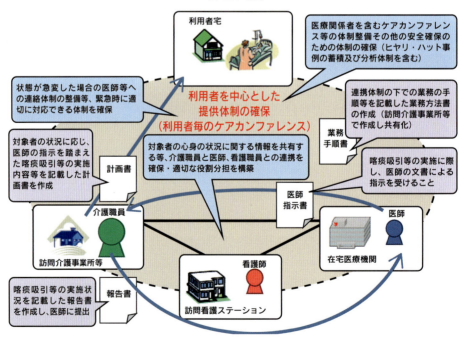

資　料

たんの吸引等の研修（喀痰吸引等研修）

介護福祉士や介護職員等が、たんの吸引等を行うためには、
　○**介護福祉士**はその養成課程において、
　○**介護職員等**は一定の研修（『喀痰吸引等研修』）を受け、
たんの吸引等に関する知識や技能を修得した上で、はじめてできるようになります。

※ただし、現在既に一定の要件の下でたんの吸引等の提供を行っている者（経過措置対象者）については、こうした研修で得られる知識及び技能を有していることが証明されれば認められる旨、法律上の経過措置が定められています。

【研修機関・養成施設など】

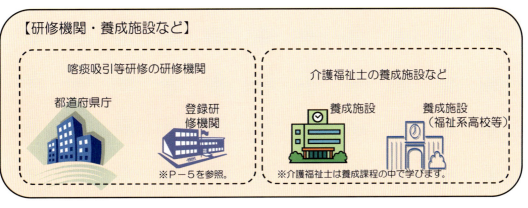

「喀痰吸引等研修」

研修には、3つの課程が設けられてます。
こうした研修も医師や看護師が講師になり行われます。

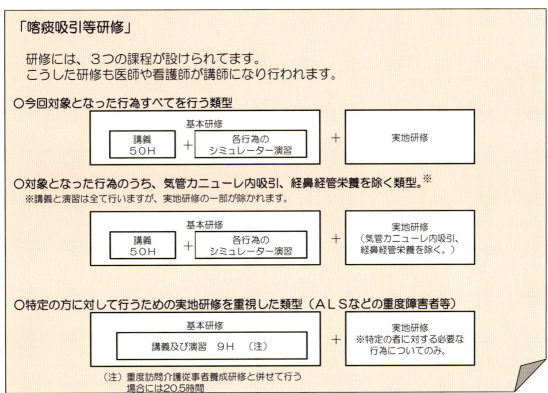

※「第2号研修」とされるこの類型は、平成27年4月1日より研修内容が変更になりました。5つの行為のうちいずれか1行為以上を選択して実施する研修です。

137

たんの吸引等の業務ができるまで（例）

介護職員等、経過措置対象者、介護福祉士それぞれ以下の様な手続きが必要となります。

現在、介護職員等として、事業者や施設に就業している場合

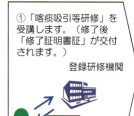
①「喀痰吸引等研修」を受講します。（修了後「修了証明書証」が交付されます。）
登録研修機関

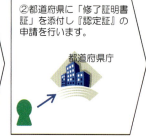
②都道府県に「修了証明書証」を添付し『認定証』の申請を行います。
都道府県庁

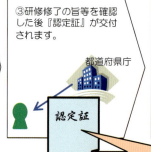
③研修修了の旨等を確認した後『認定証』が交付されます。
都道府県庁

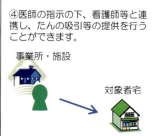
④医師の指示の下、看護師等と連携し、たんの吸引等の提供を行うことができます。
事業所・施設　対象者宅

『認定特定行為業務従事者認定証』
たんの吸引等の業務を行うための証明書です。（実施できる行為が記載されています。）

現在、既に一定の要件の下でたんの吸引等の提供を行っている場合　※通知の範囲に限られる。

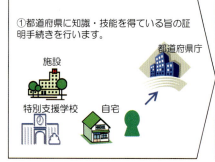
①都道府県に知識・技能を得ている旨の証明手続きを行います。
施設　特別支援学校　自宅

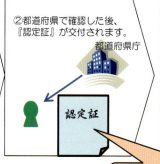
②都道府県で確認した後、『認定証』が交付されます。
都道府県庁

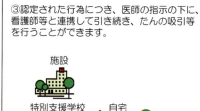
③認定された行為につき、医師の指示の下に、看護師等と連携して引き続き、たんの吸引等を行うことができます。
施設　特別支援学校　自宅

『認定特定行為業務従事者認定証』
たんの吸引等の業務を行うための証明書です。（実施できる行為が記載されています。）

これから「介護福祉士」を目指している場合

①養成施設に入学し、養成課程の中で学習します。
養成施設

②卒業後、「介護福祉士」の国家試験を受験し、合格後に「介護福祉士」としての登録を行います。
※「介護福祉士登録証」が交付されます。
登録証

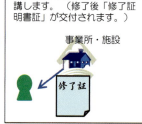
③事業者に就業します。就業後「実地研修（※）」を受講します。（修了後「修了証明書証」が交付されます。）
事業所・施設

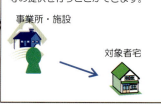
④実地研修終了後、「介護福祉士登録証」の変更を行った上、医師の指示の下、看護師等と連携し、たんの吸引等の提供を行うことができます。
事業所・施設　対象者宅

（※）登録事業者における「実地研修」
　介護福祉士については養成課程において「実地研修」を修了していない場合、事業者において必要な行為毎に「実地研修」を行わなければならないことが義務づけられています。

登録研修機関

○たんの吸引等の研修（喀痰吸引等研修）は、都道府県または「登録研修機関」で実施されます。

○「登録研修機関」となるには都道府県知事に、一定の登録要件（登録基準）満たしている旨、登録申請を行うことが必要となります。

○登録研修機関には、事業者、養成施設もなることができます。

○また、「認定証（認定特定行為業務従事者認定証）」の交付事務について、都道府県から委託を受けることもできます。

登録基準（登録研修機関の要件）

○たんの吸引等の実務に関する科目については、医師、看護師等が講師となること。

○研修受講者に対し十分な数の講師を確保していること。

○研修に必要な器具等を確保していること。

○以下の研修に関する事項を定めた「業務規程」を定めること。
・研修の実施場所、実施方法、安全管理体制、料金、受付方法等

○研修の各段階毎に修得の程度を審査すること。（筆記試験及びプロセス評価）

○都道府県に対する研修の実施状況の定期的な報告

○研修修了者に関する帳簿の作成及び保存　など

登録事業者（登録喀痰吸引等事業者・登録特定行為事業者）

○個人であっても、法人であっても、たんの吸引等について業として行うには、登録事業者（※）であることが必要です。

○登録事業者となるには都道府県知事に、事業所ごとに一定の登録要件（登録基準）を満たしている旨、登録申請を行うことが必要となります。

（※）登録喀痰吸引等事業者（H27年度～　従事者に介護福祉士のいる事業者）
　　　登録特定行為事業者（H24年度～　従事者が介護職員等のみの事業者）

登録基準（登録事業者の要件）

◎医療関係者との連携に関する事項（実際のたんの吸引等の提供場面に関する要件です。）

　○たんの吸引の提供について、文書による医師の指示を受けること。
　○介護職員と看護職員との間での連携体制の確保・適切な役割分担
　　（対象者の心身の状況に関する情報の共有を行う等）
　○緊急時の連絡体制の整備
　○個々の対象者の状態に応じた、たんの吸引等の内容を記載した「計画書」の作成
　○たんの吸引等の実施状況を記載した「報告書」の作成と医師への提出
　○これらの業務の手順等を記載した「業務方法書」の作成　など

◎安全確保措置など（たんの吸引等を安全に行うための体制整備に関する要件です。）

　○医療関係者を含む委員会設置や研修実施などの安全確保のための体制の確保
　○必要な備品等の確保、衛生管理等の感染症予防の措置
　○たんの吸引等の「計画書」の内容についての対象者本人や家族への説明と同意
　○業務上知り得た秘密の保持　など

◎介護福祉士の「実地研修」
※「登録喀痰吸引等事業者（平成27年度～）」においての登録基準となります。

○養成課程において「実地研修」未実施の介護福祉士に対する「実地研修」の実施
・登録研修機関において行われる「実地研修」と同様以上の内容で実施
・修得程度の審査を行うこと
・「実地研修修了証」の交付を行うこと
・実施状況について、定期的に都道府県に報告を行うこと　など

たんの吸引等に関するQ&A

（Q）現在、介護等の業務に従事している介護福祉士や介護職員（ヘルパー等）は、すべてたんの吸引等の研修（喀痰吸引等研修）を受けて認定されなければならないのですか？

（A）すべての人が受ける必要はありません。
　　ただし現在勤務している事業者や施設が登録事業者となり、たんの吸引等の業務に従事していく場合には、認定を受ける必要があります。
　　また、認定を受けていなければ、たんの吸引等の業務が行えないことは言うまでもありません。

（Q）現在、介護保険法や障害者自立支援法のサービス事業所や施設は全て、登録事業者になる必要がありますか？

（A）すべての事業所や施設が登録事業者になる必要はありません。
　　ただし、当該事業所等において介護福祉士や介護職員にたんの吸引等の提供を行わせる場合には登録が必要となります。

（Q）現在、一定の要件の下でたんの吸引等を行っている場合は、平成24年4月以降も引き続き行えるのでしょうか？

（A）現在既に一定の要件の下でたんの吸引等の提供を行っている方については、たんの吸引等の研修（喀痰吸引等研修）を受けた者と同等以上の知識及び技能を有していることについて、都道府県知事の認定を受ければ引き続き行えます。（※具体的な手続きは、今後、お示ししていきます。）

（Q）具体的な登録研修機関や登録事業者がどこにあるのかについては、どこに聞けばいいのか？

（A）研修機関や事業者の登録先や「認定証」の交付申請先は各都道府県になります。
　　また、都道府県は登録研修機関や登録事業者が適正に事業を行っているか、指導監督を行う立場も担っておりますので、お尋ね、お困りの際は、各都道府県にお問い合わせください。

著者一覧

氏　名	所　属
小森哲夫	独立行政法人国立病院機構　箱根病院　神経筋・難病医療センター
原口道子	公益財団法人　東京都医学総合研究所
中山優季	公益財団法人　東京都医学総合研究所
花井亜紀子	国立精神・神経医療研究センター病院
申　于定	東京医科歯科大学大学院　保健衛生学研究科　博士後期課程
松田千春	公益財団法人　東京都医学総合研究所
柊中智恵子	熊本大学大学院　生命科学研究部
小倉朗子	公益財団法人　東京都医学総合研究所
加藤麻美	独立行政法人国立病院機構　千葉東病院
重信好恵	一般社団法人　練馬区医師会　医療連携センター
小川一枝	公益財団法人　東京都医学総合研究所
岡戸有子	世田谷区新代田地域包括支援センター

難病法施行後の
難病患者等ホームヘルパー
養成研修テキスト　　　定価はカバーに表示しています

平成28年4月15日　　初版発行
平成29年7月27日　　初版第2刷発行
平成31年5月13日　　初版第3刷発行
令和3年6月11日　　初版第4刷発行

　　　発行者　髙 本 哲 史
　　　発行所　株式会社　社会保険出版社
　　　本　　社　〒101-0064　東京都千代田区神田猿楽町1-5-18
　　　　　　　☎ 03（3291）9841（代）
　　　大阪支局　〒541-0059　大阪府大阪市中央区博労町4-7-5
　　　　　　　☎ 06（6245）0806
　　　九州支局　〒812-0011　福岡県福岡市博多区博多駅前3-27-24
　　　　　　　☎ 092（413）7407

Ⓒ㈱社会保険出版社　不許可複製・禁無断転載

実務書籍のご案内

介護支援専門員（ケアマネジャー）必携の書

難病ケアマネジメント研修テキスト

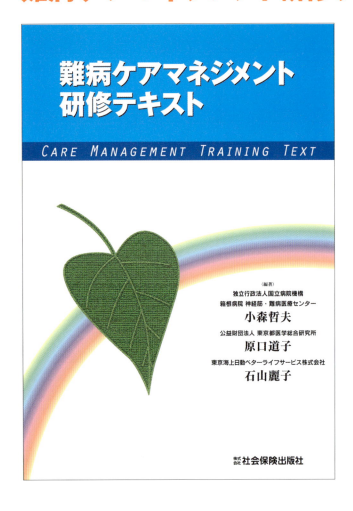

11131
- A4判／116頁カラー
- 平成28年6月発行
- 編著／
  小森哲夫（独立行政法人国立病院機構 箱根病院 神経筋・難病医療センター）
  原口道子（公益財団法人 東京都医学総合研究所）
  石山麗子（東京海上日動ベターライフサービス株式会社）
- 定価　1,870円（本体 1,700円＋税）・送料別
- ISBN 978-4-7846-0298-8

【掲載項目】

第1章	難病とは
第2章	難病の基礎知識 難病のケアマネジメントとは
第3章	難病のケアマネジメントとその展開 受付及び相談並びに契約
第4章	アセスメントとニーズの把握
第5章	居宅サービス計画の作成
第6章	サービス担当者会議
第7章	モニタリング及び評価
第8章	わが国の難病対策
付　録	事例の概要

【本書の特徴】

難病の患者の医療等に関する法律（難病法）の施行を受けて、難病患者に対する介護サービスの役割も整理されてきました。

本書は、難病患者に対する介護保険のケアマネジメントについて、学ぶべきポイントを網羅的に取り上げています。

介護保険サービスがなければ生活が成り立たない難病患者に対するケアマネジメントの際の視点、300以上となった指定難病と知っておくべき知識、アセスメントと居宅サービス計画の立て方、難病に関わる多職種との連携方法などを取り上げています。

介護支援専門員研修の研修過程に沿った章立てで編集してあります。難病ケアマネジメントを多くの介護支援専門員の皆さまにご理解いただくための一冊です。ぜひご活用ください。

難病相談支援に携わる担当者必携の一冊

難病相談支援マニュアル

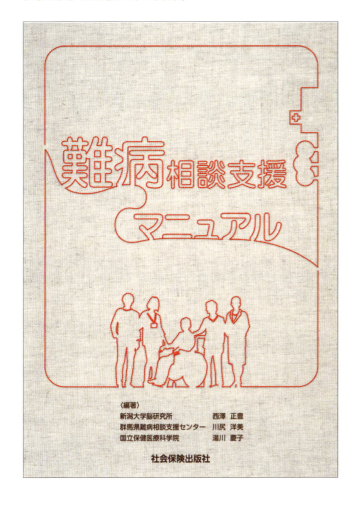

11412
- ■A4判／276頁カラー
- ■平成30年6月発行
- ■編著／
  - 西澤正豊（新潟大学脳研究所）
  - 川尻洋美（群馬県難病相談支援センター）
  - 湯川慶子（国立保健医療科学院）
- ■定価　2,750円（本体 2,500円＋税）・送料別
- ■ISBN 978-4-7846-0315-2

【主な掲載項目】

- 第1章　難病の基礎知識
- 第2章　代表的な疾患の概要
- 第3章　難病相談支援センターとは
- 第4章　相談支援のための基礎知識
- 第5章　相談支援の基本スキル
- 第6章　難病の相談支援の実際
- 第7章　就労支援
- 第8章　ピア・サポーターを養成し、ともに活動するために
- 第9章　全国の相談支援センターとのつながり

【本書の特徴】

　各県に設置されている難病相談支援センターの職員向けにまとめられたはじめてのテキストです。難しいとされる患者からの相談への対応方法などをわかりやすくまとめました。

　相談支援にあたって求められる基本的な知識、関係機関との連携方法などについて詳解。支援にあたって取るべきコミュニケーションの方法などをまとめ、多様な相談者への支援方法をまとめています。医療・保健・福祉分野の専門職とともに相談にあたるピア・サポーターとの連携についても詳しく解説しました。

難病対策の基礎となる書

　難病医療費助成制度により新たに指定された難病306疾病について、その概要・要件等について解説しました。難病指定医研修の際のサブテキストとして、医療機関での医師・看護師・コメディカルの資料として必携の書です。

指定難病テキスト（第1次実施分）
概要から診断基準まで110の疾病

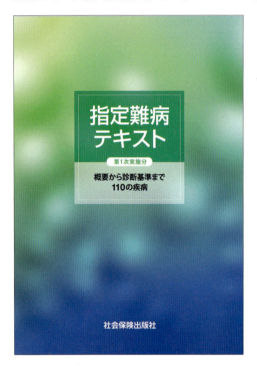

11711
- ■A4判／392頁本文2色
- ■平成27年3月発行
- ■定価　4,620円（本体 4,200円＋税）・送料別
- ■ISBN 978-4-7846-0280-3

●平成27年1月1日から施行された「難病の患者に対する医療等に関する法律」に基づき医療費助成の対象となった110の指定難病について、概要、診断基準などを収載
●指定難病検討委員会等の関連資料を収載

主な内容
・平成27年1月に医療費助成の対象となった110の指定難病を網羅
・各疾病の「概要」「原因」「症状」「治療法」「予後」「診断基準」「重症度分類」を収載
・参考資料として従来の特定疾患56疾病と指定難病の疾病名対比表、本法律における難病の定義、指定難病の要件、認定基準についての考え方などの資料を収載

指定難病テキスト（第2次実施分）
概要から診断基準まで196の疾病

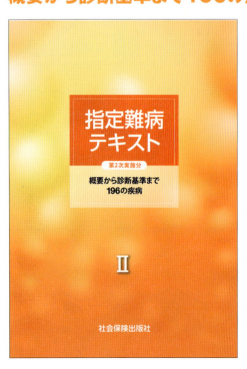

11802
- ■A4判／632頁本文2色
- ■平成27年11月発行
- ■定価　5,940円（本体 5,400円＋税）・送料別
- ■ISBN 978-4-7846-0289-6

●平成27年1月1日から施行された「難病の患者に対する医療等に関する法律」に基づき、7月より医療費助成の対象となった196の指定難病について、概要、診断基準などを収載
●指定難病検討委員会等の関連資料を収載

主な内容
・平成27年7月から医療費助成の対象となった196の指定難病を網羅
・各疾病の「概要」「原因」「症状」「治療法」「予後」「診断基準」「重症度分類」を収載
・参考資料として本法律における難病の定義、指定難病の要件、難病医療費助成制度、第2次実施分に関する検討結果などの資料を収載

※監修者・著者等の所属・肩書きは、刊行・改訂時で掲載しております。